Die ganze Welt der Vitamine, Mineralstoffe & Enzyme

Die ganze Welt der Vitamine, Mineralstoffe & Enzyme

garant

Hinweis: Die Ratschläge und Empfehlungen dieses Buches wurden von Autor und Verlag nach bestem Wissen und Gewissen erarbeitet und sorgfältig geprüft. Dennoch kann eine Garantie nicht übernommen werden. Eine Haftung des Autors, des Verlages oder seiner Beauftragten für Personen-, Sach- oder Vermögensschäden ist ausgeschlossen. In allen medizinischen Fragen ist der Rat des Arztes maßgebend.

Impressum

www.garant-verlag.de

Bildnachweis: fotolia.de
Redaktion und Herstellung: Dr. Christian Zentner, München
Text: Manfred Ferber
Satz und Layout: Petra Sarow, München

ISBN 978-3-86766-257-4

Erfahren Sie mehr!

Vorwort

Vitamine, Mineralstoffe, Enzyme – drei tragende Säulen für die Gesundheit und das Wohlbefinden des Menschen. Immer häufiger rücken diese drei Begriffe in den Vordergrund, wenn es darum geht, Krankheiten zu heilen und ihnen vorzubeugen. Doch wie wirken sie genau? Wie müssen sie eingesetzt werden, um den gewünschten Erfolg damit zu erzielen? Können sie bei falscher Anwendung auch die gegenteilige Wirkung hervorrufen und Schäden verursachen?

Diese Fragen beschäftigen alle, die um ihr Wohlergehen besorgt sind. Und vor allem auch: Wo sind sie enthalten? Was muss ich tun, um eine ausreichende Versorgung des Organismus mit diesen lebenswichtigen Vitalstoffen zu sichern?

Durch ausgelaugte Böden und den Einsatz von Chemikalien zum Schutz vor Schädlingsbefall und Pflanzenkrankheiten entspricht der Gehalt von Vitaminen und Mineralstoffen in unserer Nahrung oft nicht mehr der von Natur aus möglichen Menge. Hinzu kommen, insbesondere bei Erzeugnissen aus entfernten Regionen, weite Transportwege und lange Lagerzeiten, die sie schwinden lassen.

Andererseits wird es immer notwendiger, den individuellen Bedarf zu erfüllen. Trotz großer Fortschritte der modernen Medizin ist ein endgültiger Sieg über eine Reihe ernsthafter Krankheiten noch lange nicht in Sicht, darunter auch die beiden häufigsten Todesursachen Herz-Kreislauf-Krankheiten und Krebsleiden. Hinzu kommen die immer stärkeren negativen Einflüsse aus der Umwelt, die direkt auf den Körper einwirken.

Um diese Einflüsse abzuwehren, ist es wichtig, ihnen mit einem stabilen Immunsystem entgegenzutreten. Zu den bedeutendsten Stützen für intakte Abwehrkräfte gehören Vitamine, Mineralstoffe und Enzyme. Jede Gruppe dieser Vitalstoffe wird in den drei großen Abschnitten des Buches ausführlich behandelt.

Informieren Sie sich, welchen Krankheiten damit vorgebeugt werden kann und wie diese, falls sie bereits aufgetreten sind, geheilt werden können. Lesen Sie, was Sie selbst tun können, um Ihren Organismus ausreichend zu versorgen und Ihre Gesundheit zu erhalten.

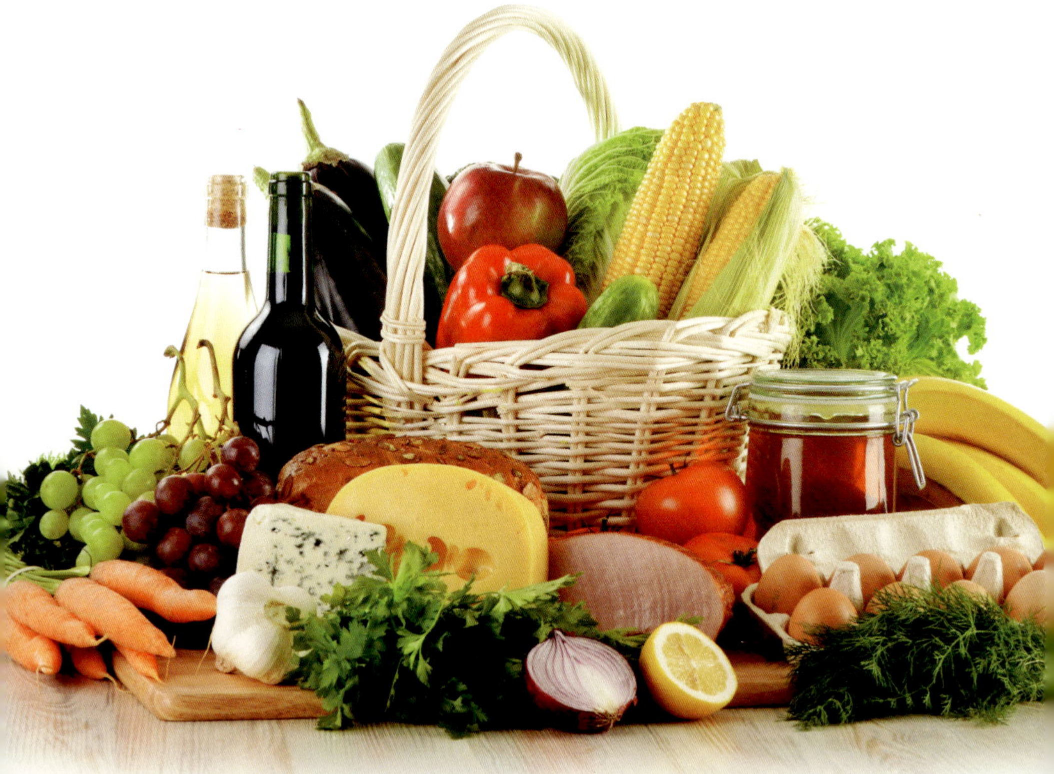

Inhalt

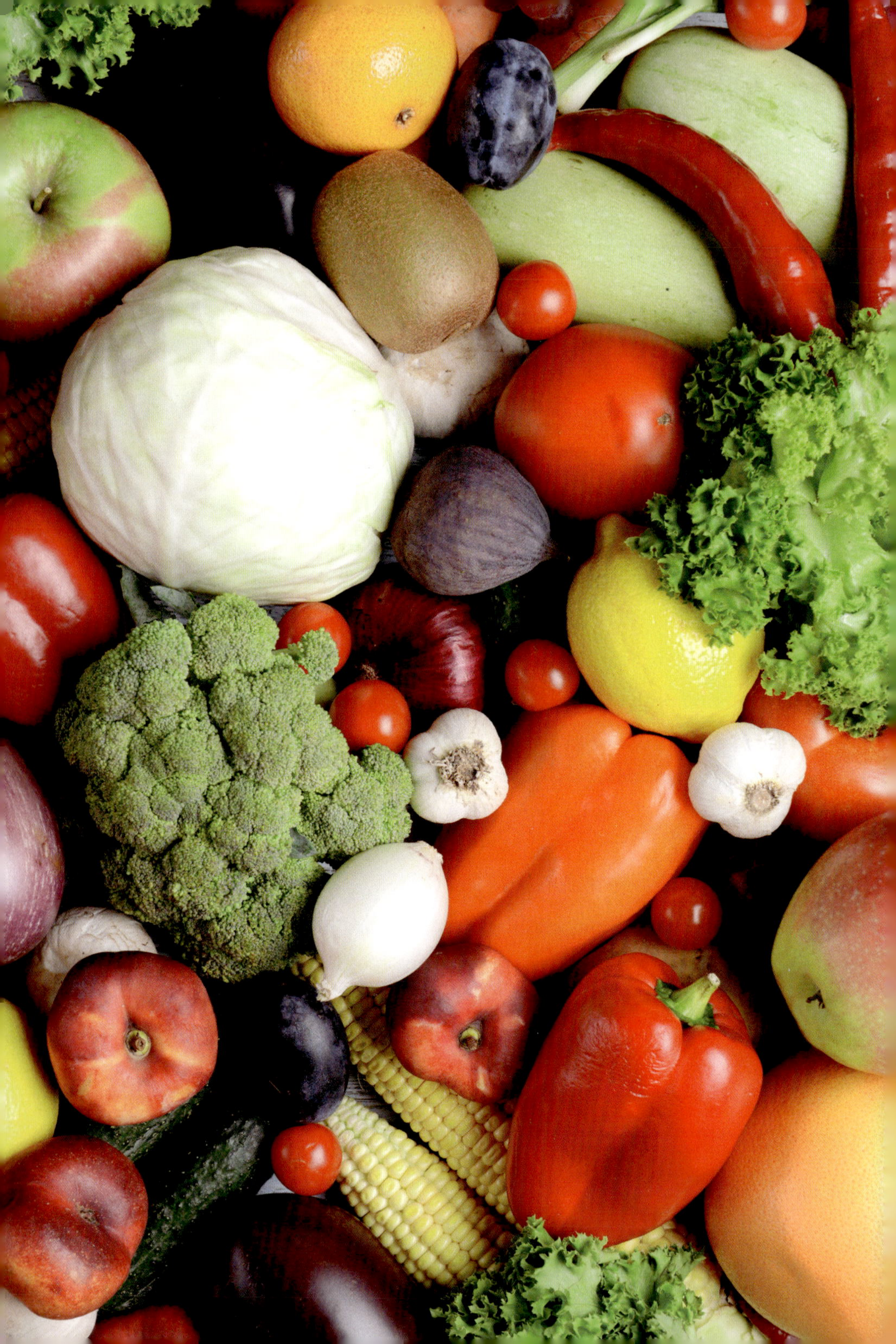

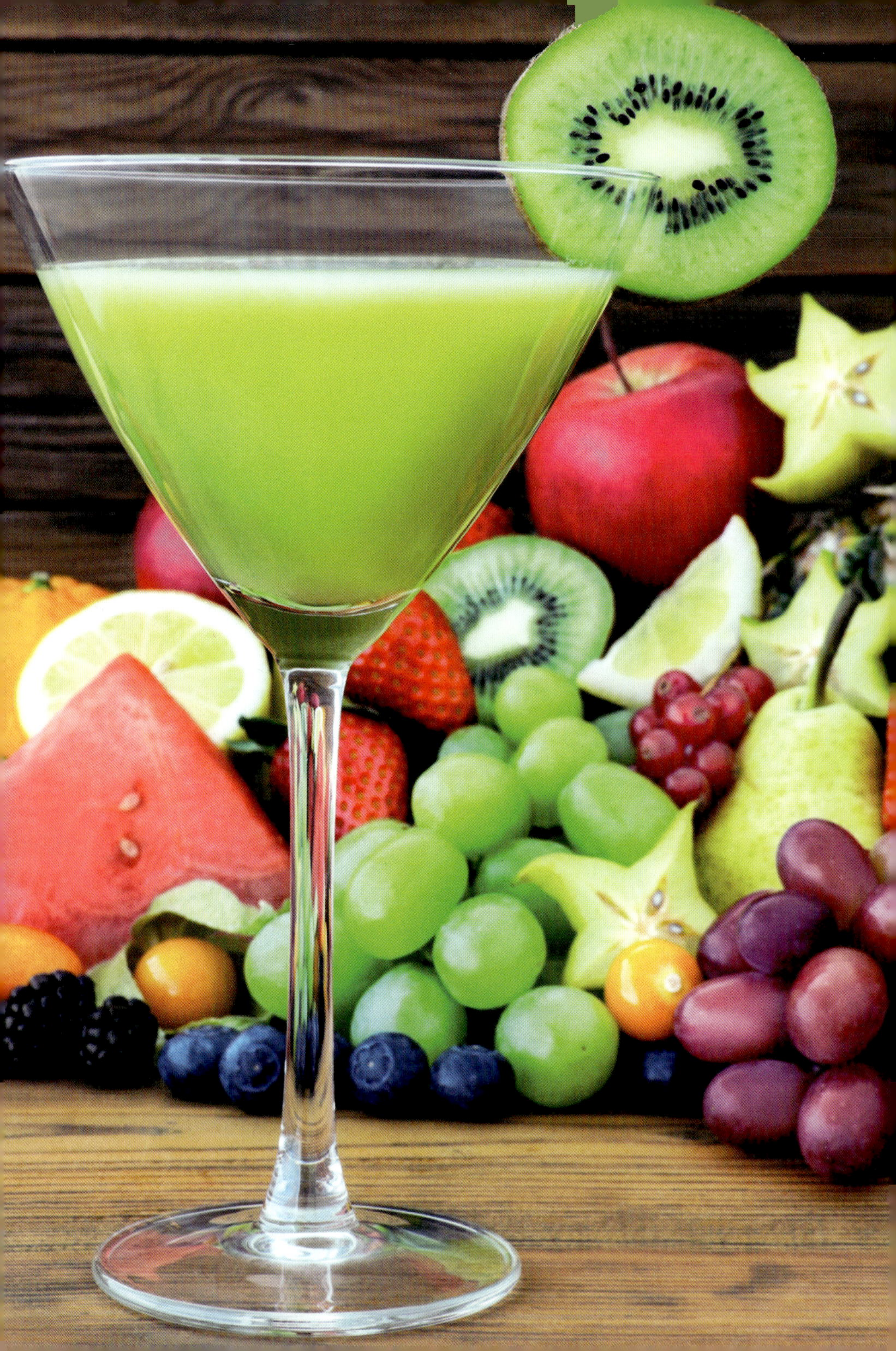

Vitamine

Was sind Vitamine?

Sie schützen vor Krebs und Herzinfarkt, Erkältung und Grippe, unterstützen den Aufbau von Muskeln und Knochen und sorgen für makellos reine Haut: Vitamine. Ihre Aufgaben im menschlichen Körper sind so vielfältig, dass sie nicht einmal alle erforscht sind. Eines aber ist sicher: Ohne Vitamine könnte der menschliche Organismus nicht existieren. Und er ist darauf angewiesen, sie – mit wenigen Ausnahmen – über die Nahrung aufzunehmen, da er sie überhaupt nicht oder nur in unzureichender Menge selbst herstellen kann. Man bezeichnet Vitamine deshalb auch als essentiell (lebensnotwendig).

Vitamine arbeiten im Organismus wie Katalysatoren – sie regen Stoffwechselfunktionen an, steuern deren Ablauf oder verstärken die Wirkung anderer Substanzen, die dafür benötigt werden. Eine Kette von zahllosen chemischen Reaktionen wird dadurch in Gang gehalten. Stockt dieser Prozess und gibt es irgendwo in diesem gigantischen Gefüge eine Unterbrechung, etwa weil nur ein einziges Vitamin fehlt, können die Folgen fatal sein – im Extremfall kann hierdurch sogar der Tod herbeigeführt werden.

Welche Substanz allerdings zu den Vitaminen zu rechnen ist und welche nicht, darüber herrschte selbst in in der Fachwelt nicht immer Einigkeit. Zum Beispiel bei dem Stoff Cholin, der wichtige Aufgaben in Gehirn und Nervensystem erfüllt.

Früher galt Cholin als Vitamin, obwohl bekannt war, dass die Verbindung vom menschlichen Organismus synthetisiert werden kann. Bei adäquater Versorgung mit der Aminosäure Methionin kann Cholin in ausreichender Menge im Körper gebildet werden. Aktuell wird Cholin daher vielfach den vitaminähnlichen Substanzen zugeordnet, zu denen auch das Inosit zählt.

Ähnlich verhält es sich mit der Orotsäure: Die unter der chemischen Bezeichnung Uracil-6-Carbonsäure ursprünglich in der Molke entdeckte Substanz, die den Alterungsprozess verzögert und die Arbeit der Leber unterstützt, wurde lange Zeit als Vitamin betrachtet. Manche Ernährungswissenschaftler vertraten sogar die Auffassung, Orotsäure müsse dem Körper von außen zugeführt werden.

Heute jedoch weiß man, dass die Orotsäure im menschlichen Organismus in ausreichender Menge gebildet wird und deshalb nicht zu den Vitaminen zu zählen ist.

Doch ob es sich um „echte" Vitamine oder so genannte „Pseudovitamine" bzw. „Vitaminoide" handelt – für den menschlichen Organismus sind beide Formen von großer Bedeutung. Wenn in diesem Buch die Vitamine einzeln vorgestellt und in ihrer Funktion erklärt werden, sollen deshalb auch die umstrittenen Vitamine berücksichtigt werden.

Als unbestritten gelten heute 13 klassische Vitamine:

- Vitamin A und seine Vorstufe Beta-Karotin,
- Vitamin B_1 (Thiamin),
- Vitamin B_2 (Riboflavin),
- Vitamin B_6 (Pyridoxin),
- Vitamin B_{12} (Cobalamin),
- Biotin,
- Vitamin C,
- Vitamin D,
- Vitamin E,
- Folsäure,
- Vitamin K,
- Niacin,
- Pantothensäure.

Sie unterscheiden sich dadurch, dass sie entweder in Fett oder in Wasser löslich sind. Nur in Fett beziehungsweise in Wasser gelöst können sie vom Organismus aufgenommen und verwertet werden. Wasserlöslich sind die Vitamine B_1, B_2, B_6, B_{12}, Biotin, Vitamin C, Folsäure, Niacin und Pantothensäure. Fettlöslich sind die Vitamine A, D, E und K.

Schützen Vitamine auch vor Herzinfarkt und Krebs?

Vitamine schützen vor vielen Krankheiten – von Erkältung und Schnupfen über Hautunreinheiten und Konzentrationsprobleme bis hin zu Arteriosklerose und Zellentartung. Freilich interessiert es uns jedes Jahr im Winter besonders, wie triefende Nasen, kratzender Hals und quälender Husten vermieden werden können. Aber Erkältungskrankheiten gehören – angesichts ihrer in der Regel harmlosen Folgen – zu den eher vernachlässigbaren Leiden. Viel wichtiger ist die Frage: Wie schütze ich mich vor Herzinfarkt und Krebs – in Deutschland immer noch die beiden häufigsten Todesursachen.
Verschiedene Untersuchungen haben ergeben, dass auf diesem Gebiet den Vitaminen eine bedeutende Rolle zufällt – insbesondere den Vitaminen C, E und A sowie dessen Vorstufe Beta-Karotin.

Herzinfarkt

Zwei Studien belegen besonders eindrucksvoll, wie wichtig Vitamine für unser Gefäßsystem sind, um einem lebensgefährlichen Arterienverschluss vorzubeugen: Das „Monica"-Projekt der Weltgesundheitsorganisation („Monica" steht für Monitoring Cardiovascular Diseases, also Überwachung von Herz-Kreislauf-Krankheiten) und die in neun europäischen Ländern durchgeführte EURAMIC-Studie.

- Beim „Monica"-Projekt wurden mehrere tausend Frauen und Männer in 16 Ländern über Jahre hinweg beobachtet. Das Ergebnis: Durch eine unzureichende Versorgung mit den Vitaminen E, A, C und Beta-Karotin steigt die Wahrscheinlichkeit eines Herzinfarkts.
- Das wichtigste Ergebnis der EURAMIC-Studie: Personen mit hohen Beta-Karotin-Konzentrationen im Fettgewebe haben ein erheblich geringeres Herzinfarktrisiko als Personen mit wenig Beta-Karotin. Zusätzlich stellten die Wissenschaftler fest, dass Vitamin E in der Lage ist, den Schutzeffekt des Beta-Karotins noch zu verstärken.

Aber auch andere Studien untermauern diese Ergebnisse:

- Ärzte vom Institut für Innere Medizin und Ernährungsmedizin in Dallas/USA konnten die Schutzfunktion von Vitamin E bestätigen. Sie fanden heraus, dass es die Bildung des „schlechten" LDL-Cholesterins vermindert. Dieses lagert sich an Gefäßwänden ab und sorgt auf diese Weise mit der Zeit für Gefäßverschlüsse, die unter Umständen tödlich sein können. Das „gute" HDL-Cholesterin transportiert das an den Gefäßwänden abgelagerte Cholesterin zur Leber, wo es über die Gallenflüssigkeit aus dem Körper entfernt wird.

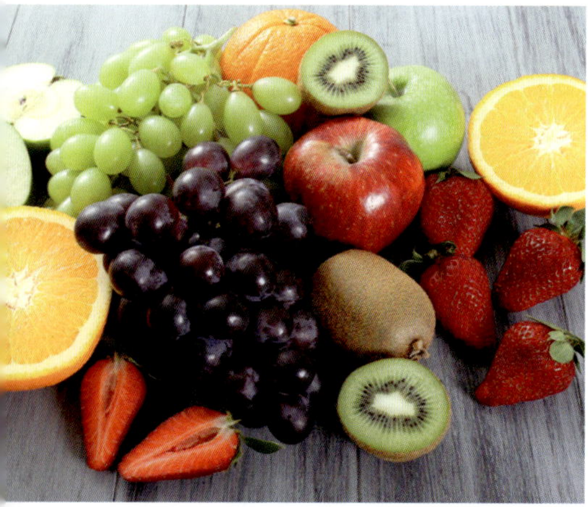

Dass Vitamine vor Krebs schützen ist bewiesen, wobei von Experten Vitaminpillen eher nicht, statt dessen aber eine ausgewogene Ernährung empfohlen werden. Gleiches gilt auch für die Vorbeugung beim Herzinfarkt.

Krebs

Zahlreiche wissenschaftliche Studien belegen mittlerweile einwandfrei, dass Vitamine das Entstehen von Krebs wirkungsvoll verhindern können. Sie stärken das Immunsystem und fördern die Bildung von Abwehrkörpern, die einzelne Krebszellen, welche täglich im Organismus eines jeden Menschen wachsen, sofort beseitigen:

- Eine von der Harvard-Universität in Cambridge/USA über mehr als acht Jahre durchgeführte Studie an insgesamt 90.000 Krankenschwestern ergab, dass ein Vitamin A-Mangel das Brustkrebs-Risiko um 20 Prozent zunehmen lässt.
- Das Nationale Krebs-Institut in Amerika stellte bei umfangreichen Untersuchungen fest, dass die Einnahme von mehr als 100 Milligramm Vitamin E täglich das Risiko von Krebserkrankungen in Mundhöhle und Rachen halbiert.
- Ebenfalls das Nationale Krebs-Institut und etliche weitere Forschungseinrichtungen in ganz Amerika kamen zu dem Ergebnis, dass die Einnahme von Vitamin C die Häufigkeit von Speiseröhren-, Kehlkopf- und Gebärmutterhalskrebs deutlich senkt.
- Bei der so genannten Baseler Studie, während deren man über einen Zeitraum von zehn Jahren die Todesursachen von 2975 städtischen Angestellten in Basel untersuchte, stellte sich heraus, dass alle an Lungenkrebs gestorbenen Patienten einen wesentlich niedrigeren Beta-Karotin Gehalt im Blut hatten als gesunde Personen.
- Unter den 30.000 Bewohnern der nordchinesischen Region Linxian ist das Risiko, an Magen- oder Speiseröhrenkrebs zu sterben, 100mal höher als in den USA. Bei einer größeren Personengruppe, die über fünf Jahre hinweg Präparate mit einer hohen Dosierung der Vitamine Beta-Karotin und A sowie des Spurenelements Selen erhielt, sank das Krebsrisiko um 21 Prozent.
- Ärzte der Universität Minneapolis/USA untersuchten die Ernährungsgewohnheiten von insgesamt 41.837 amerikanischen Frauen. Sie kamen zu dem Schluss, dass diejenigen, welche reichlich Vitamin-C- und Beta-Karotin-haltiges Gemüse verzehrten, wesentlich seltener an Lungenkrebs erkrankten.

Die Auflistung von Untersuchungen zu diesem Thema ließe sich noch lange fortsetzen. Universitäten, Privatinstitute und von der Industrie unterstützte Projekte befassen sich immer wieder damit, Vitamine auf ihre möglichen Schutzfunktionen gegen Krebs zu untersuchen. So hat beispielsweise eine Untersuchung an der Universität von Kalifornien in Berkeley/USA die Ergebnisse von 170 solcher Studien ausgewertet. 132 Untersuchungen bestätigen deutlich: Vitamine schützen vor Krebs.

Freie Radikale werden unschädlich gemacht

Es steht also fest: Vitamine schützen vor Krebs und Arteriosklerose (Gefäßverkalkung). Natürlich sind Wissenschaftler daran interessiert, den Hintergrund dieser Schutzfunktion aufzudecken. Nach dem momentanen Stand der Forschung läuft es darauf hinaus, dass die Vitamine C, E, A und Beta-Karotin die Eigenschaft besitzen, so genannte Freie Radikale unschädlich zu machen.
Freie Radikale sind Moleküle, denen in ihrer Struktur ein einzelnes Elektron fehlt. Besonders aggressiv sind sie deshalb, weil sie ständig danach trachten, diese Lücke zu schließen. Sie sind überall in unserer Umgebung vorhanden, werden zum Beispiel mit der Atemluft oder mit der Nahrung aufgenommen. Sogar bei chemischen Reaktionen im Körper selbst entstehen sie.
Das ist eigentlich sogar gut so, denn das menschliche Abwehrsystem hat im Laufe seiner Entwicklung gelernt, die Störenfriede zu bändigen und in seinem eigenen Sinne einzusetzen: Es benützt die zerstörerische Kraft von Freien Radikalen, indem Abwehrzellen eingedrungene Bakterien, Viren oder Pilze mit den aggressiven Molekülen gleichsam bombardieren und sie auf diese Weise zerstören.
Dieser Mechanismus kann jedoch nur so lange zum Vorteil der menschlichen Gesundheit angewandt werden, wie die Freien Radika-

len nicht überhandnehmen. Liegen zu viele von ihnen vor, schädigen sie die Körperzellen. Um das fehlende Elektron auszugleichen und ihre eigene Molekülstruktur „aufzufüllen", versuchen sie, anderen Molekülen im Organismus ein Elektron zu entreißen. Sie attackieren dazu gesunde Körperzellen, zerstören dabei deren Zellwände und Erbgut und fördern dadurch die Entartung zur Krebszelle. Oder sie schädigen die Innenwände der Gefäße und fördern dadurch die Bildung von Ablagerungen.

Die zunehmende Belastung der Umwelt mit Schadstoffen, das durch das so genannte Ozon-Loch vermehrt zur Erdoberfläche vordringende UV-Licht sowie die chemische oder physikalische Behandlung von Nahrungsmitteln fördern und vermehren den Ablauf chemischer Reaktionen, bei denen Freie Radikale entstehen. Der menschliche Organismus ist ihnen also immer stärker – und auch schutzloser – ausgesetzt. Allein mit jedem Zug Zigarettenrauch werden etwa 100 Billionen Freie Radikale inhaliert. Dass diese Attacken nicht zu ernsthaften Schäden mit zum Teil lebensgefährlichen Folgen führen, dafür sorgen die Vitamine C, E, A und Beta-Karotin. Auf komplizierte Weise machen sie einen großen Teil der Freien Radikalen bereits unschädlich, bevor diese auf die Zellwand treffen. Gelingt es einzelnen Angreifern dennoch, die Zellwand zu durchdringen und in das Innere der Zelle vorzudringen, können sie auch dann noch neutralisiert werden, ehe sie den empfindlichen Zellkern mit dem Erbgut angreifen und dadurch eventuell Krebs verursachen. Allerdings gehen die Vitamine bei dieser heißen Schlacht selbst ebenfalls zugrunde, so dass für die Aufrechterhaltung der Zellschutzkräfte ständig Nachschub erforderlich ist.

So viele Vitamine braucht die Gesundheit

Nachdem feststeht, dass Vitamine Krankheiten vorbeugen und heilen können, fragt sich natürlich jeder: Nehme ich genügend Vitamine zu mir?

Wie viele Vitamine brauche ich, um gesund zu bleiben? Die Deutsche Gesellschaft für Ernährung (DGE) hat in Zusammenarbeit mit führenden Ernährungs- und Vitaminexperten Empfehlungen für den täglichen Vitaminbedarf erarbeitet. Diese richten sich allerdings an Menschen, die einer durchschnittlichen Körper- und Umweltbelastung ausgesetzt sind, deren Vitaminbedarf also durchschnittlich ist. Da es von jedem Durchschnitt Abweichungen nach oben und nach unten gibt, sind die Empfehlungen zu korrigieren, wenn spezielle Lebensumstände eine höhere Vitaminzufuhr erfordern. Dazu aber später mehr.

Werden dem Körper weniger Vitamine zugeführt, als er benötigt, wird er allmählich krank. Die Deutsche Gesellschaft für Ernährung empfiehlt zum Beispiel eine tägliche Zufuhr von 75 Milligramm Vitamin C. Ein Vitamin-C-Mangel führt zu der Vitaminmangelkrankheit Skorbut. Früher hatten diese hauptsächlich Seefahrer, die auf ihren langen Reisen nur gepökeltes Fleisch oder trockenen Zwieback zu essen bekamen, Nahrungsmittel, die kein Vitamin C enthalten. Erste Symptome des Vitamin-C-Mangels sind Blutungen des Zahnfleisches und aus der Nase, vermehrte Bildung von blauen Flecken unter der Haut, häufige Infektionen und Zahnausfall. Werden die Vitamin-C-Lücken nicht geschlossen, tritt nach vier bis fünf Monaten der Tod ein.

Bei der täglichen Aufnahme von etwa 15 Milligramm Vitamin C verschwinden die Skorbut-Symptome wieder. Damit die Heilung von Wunden funktioniert, benötigt der Organismus jedoch etwas mehr, nämlich bereits 25 Milligramm Vitamin C täglich.

Die Empfehlungen der Deutschen Gesellschaft für Ernährung sind also derart, dass die empfohlene Vitaminzufuhr noch ein wenig über dem notwendigen Grenzwert liegt, um Krankheiten zu vermeiden. Allerdings gibt es auch Forscher, die zu einer wesentlich höheren Vitaminzufuhr raten, als von der DGE festgelegt wurde. Schäden sollen dabei nicht zu befürchten sein. Der zweifache Nobelpreisträger Linus Pauling – der Begründer der orthomolekularen Medizin – hat in Studien und Selbstversuchen bewiesen, dass zum Beispiel eine Vitamin-C-Zufuhr

im Grammbereich eine Verbesserung des allgemeinen Gesundheitszustands bewirkt.
Grundsätzlich sollte man deshalb lieber ein bisschen mehr Vitamine zuführen, als zuwenig. Das bedeutet, die Empfehlungen der DGE als Mindestdosis zu betrachten, die ruhig auch einmal überschritten werden darf.

Vorsicht bei Vitamin A!

Bei Vitamin A gilt jedoch eher das Gegenteil – die von der DGE empfohlene tägliche Mindestzufuhr von 1 Milligramm (mg = 1/1000 g) oder 3.000 Internationalen Einheiten (IE) sollte von Schwangeren auf keinen Fall überschritten werden, da es sonst zu gefährlichen Missbildungen der Leibesfrucht kommen könnte – zum Beispiel Herzfehler, Wasserkopf oder Hasenscharte. Mediziner der Universität Boston/USA haben den Verlauf von insgesamt 22.000 Schwangerschaften beobachtet. Bei Schwangeren, die täglich mehr als 10.000 IE Vitamin A zu sich nahmen, war die Rate von Missbildungen zweieinhalb Mal so hoch wie bei Schwangeren, die täglich weniger als 5.000 IE Vitamin A aufnahmen.
Das Bundesinstitut für gesundheitlichen Verbraucherschutz und Veterinärmedizin in Berlin rät deshalb Schwangeren vorsorglich, nicht mehr als 3 Milligramm oder 9.000 IE Vitamin A täglich aufzunehmen. Bei normaler Ernährung wird diese Menge jedoch nicht erreicht. Dazu müsste man 20 Hühnereier oder

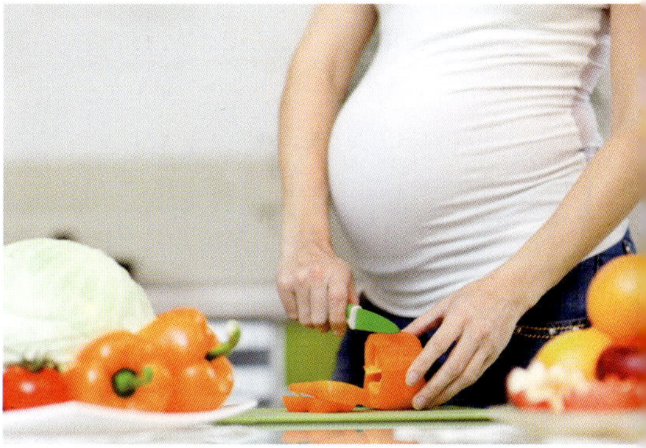

Schwangere sollten kein zusätzliches Vitamin A in Form von Tabletten aufnehmen und auf den Verzehr von Leber verzichten, die erhebliche Mengen an Vitamin A enthält. Vorsicht ist auch bei Multivitaminpräparaten geboten.

zehn Liter Vollmilch oder 600 Gramm Butter und Margarine zu sich nehmen. Vitamin A ist auch in Schweine- und Rinderleber enthalten. Gefährlich werden können jedoch einzelne im Handel erhältliche Vitamin-Präparate, die mehr als 10.000 IE Vitamin A enthalten. Frauen, bei denen eine Schwangerschaft nicht mit absoluter Sicherheit ausgeschlossen werden kann, sollten unbedingt auf so hohe Vitamin-A-Dosen verzichten. Denn als kritische Phase für eine fruchtschädigende Wirkung von Vitamin A gilt unter Medizinern die Zeit zwischen der dritten und der neunten Schwangerschaftswoche. Viele Frauen wissen dann noch nicht, dass sie schwanger sind.

Gefährlich kann ebenfalls während der Schwangerschaft der Verzehr von Leber sein, wie eine britische Untersuchung ergab. Deren Ergebnis trifft nach einer Erklärung des Bundesinstituts für gesundheitlichen Verbraucherschutz und Veterinärmedizin auch für Deutschland zu. Von den Landesüberwachungsbehörden analysierte Leberproben von Schlachtvieh enthielten durchschnittlich 18 bis 37 Milligramm Vitamin A pro 100 Gramm Frischgewicht, einzelne Proben sogar über 100 Milligramm. Der täglich unbedenkliche Vitamin-A-Bedarf wäre danach bereits mit drei bis fünf Gramm Leber gedeckt.

Übereinstimmend weisen die Wissenschaftler der Bostoner Universität und des Bundesinstituts für gesundheitlichen Verbraucherschutz und Veterinärmedizin jedoch darauf hin, dass diese Bedenken nicht Beta-Karotin, die Vorstufe von Vitamin A, betreffen. Auch wenn davon größere Mengen im Organismus vorhanden sind, wird stets nur soviel in Vitamin A umgewandelt, wie tatsächlich benötigt wird.

Wer hat einen erhöhten Vitaminbedarf?

Die Empfehlungen der Deutschen Gesellschaft für Ernährung richten sich, wie erwähnt, nach dem Durchschnittsbedarf an Vitaminen. Das bedeutet, dass bestimmte Lebensumstände oder Gewohnheiten auch

eine höhere Menge an Vitaminen erfordern können. Das kann eine vorübergehende, zeitlich begrenzte Situation sein – wie zum Beispiel eine Schwangerschaft – oder auch einen ganzen Lebensabschnitt betreffen – wie Jugend oder Alter.
Ob ein Vitaminmangel vorliegt, kann der Arzt mit einer Laboranalyse des Blutes feststellen. Anhand des Ergebnisses, des so genannten Vitaminstatus, aber auch durch die Analyse eines Ernährungsprotokolls, können dann Lücken gezielt geschlossen werden. Diese Untersuchung empfiehlt sich insbesondere, wenn man zu einer der nachstehend aufgeführten Gruppen gehört, die in der Regel zuwenig Vitamine zugeführt bekommen.

Schwangere und Stillende

Während der Schwangerschaft und der Stillzeit werden an den Organismus besonders hohe Anforderungen gestellt, die den Bedarf einzelner Vitamine während dieser Zeit um 30 bis zu 100 Prozent erhöhen können. Vor allem trifft das auf Folsäure sowie die Vitamine C, B_1, B_2 und B_6 zu. Während der Schwangerschaft sollte deshalb auf eine Ernährung mit Lebensmitteln geachtet werden, in denen diese Vitamine reichlich enthalten sind. Oder das Defizit sollte – nach Rücksprache mit dem Arzt! – mit Vitamin-Präparaten angeglichen werden.

Frauen, die die Pille nehmen

Neueste Untersuchungen verschiedener Forschungseinrichtungen haben ergeben, dass etwa 40 Prozent aller Frauen, die mit der Anti-Baby-Pille verhüten, zuwenig Folsäure im Blut haben. Die Folgen sind Schwächegefühle, verminderte Leistungsfähigkeit, Kopfschmerzen, Vergesslichkeit, erhöhte Reizbarkeit, Depressionen, Müdigkeit am Tag und Schlaflosigkeit in der Nacht. Außerdem, so das Ergebnis einer Studie der Universität Birmingham in Alabama/USA, besteht bei einem

permanenten Mangel an Folsäure ein erhöhtes Risiko, an Gebärmutterkrebs zu erkranken.
Das in der Anti-Baby-Pille enthaltene Hormon Östrogen hemmt im Darm die Aufnahme der in Nahrungsmitteln enthaltenen Folsäure. Aus diesem Grund kommt es langfristig zu einem erheblichen Mangel an diesem Vitamin. Wird es jedoch vermehrt zugeführt, steigt der Folsäurespiegel im Darm. Dadurch wird die Störung der Aufnahme von Folsäure durch Östrogen wieder ausgeglichen.
Darüber hinaus bedingt das Östrogen in der Pille einen höheren Bedarf an den Vitaminen C, B_2, B_6 und B_{12}.

Senioren

Jedes Jahr nimmt die durchschnittliche Lebenserwartung um 3,5 Monate zu. Das bedeutet, dass ein 2010 neugeborenes Mädchen etwa noch 82 Jahre und ein Junge etwa noch 77 Jahre vor sich haben. Jedem vierten allerdings drohen für die letzten Jahre seines Lebens die Qualen schwerer Krankheiten, wie etwa Krebs, Gefäßverkalkung, Herz-Kreislauf-Probleme oder Gelenkleiden. Mit der richtigen Ernährung gerade im Alter und einer angemessenen Vitaminversorgung kann dieses Risiko jedoch verringert werden. Das belegen mittlerweile zahlreiche Studien.
So veröffentlichte die amerikanische Akademie der Wissenschaften in Washington in ihrem Report „Diet and Health" eine Auswertung von mehr als 70 Studien, aus der eindeutig hervorgeht, dass etwa 60 Prozent aller Krebserkrankungen bei Frauen und 40 Prozent bei Männern mit der Ernährung in Zusammenhang zu bringen sind.
Eine Untersuchung der Gesellschaft für Geriatrie (Altersmedizin) in Nürnberg brachte jedoch Erschreckendes zutage: Viele ältere Menschen leiden an Unterernährung. Unter anderem nehmen sie dabei auch zuwenig Vitamine zu sich. Und von insgesamt 300 untersuchten Senioren des Geriatrischen Zentrums Bethanien wies fast jeder vierte Untergewicht

auf. Blutanalysen ergaben darüber hinaus einen erheblichen Mangel der Vitamine E, A, C und B_6.
In dem erwähnten Report „Diet and Health“ wurde jedoch auch festgestellt, dass Vitaminen gerade im Alter eine besondere Schutzfunktion bei der Vorbeugung gegen Krankheiten zukommt. Der regelmäßige Verzehr von Obst und Gemüse, so die Autoren des Reports, kann das Krebsrisiko halbieren. Und zwar bei Tumoren in der Brust ebenso wie in der Lunge, in der Prostata, in der Speiseröhre, im Magen und im Darm. Experten vom Nutritional Immunology Laboratory (Labor für Ernährung und Immunologie) der Tufts-Universität in Boston konnten überdies nachweisen, dass eine vitaminreiche Ernährung das Entstehen von Alterskrankheiten verhindert oder zumindest wesentlich verzögert, da sie das Immunsystem älterer Menschen stärkt.
Auch wenn der Körper älterer Menschen weniger Energie benötigt, ändert sich mit den Jahren nichts am Vitaminbedarf. „Da der Kalorienbedarf von Senioren um etwa ein Drittel zurückgeht und sie deshalb auch weniger essen, entsteht ein Mangel“, bestätigt Professor Heinrich. „Darüber hinaus verlieren sie zum Beispiel auch wegen Zahnproblemen die Lust am Essen und nehmen nicht mehr genügend Nahrung auf, um ihren Vitaminbedarf zu decken. Dieses Defizit sollte notfalls mit Vitaminpräparaten gefüllt werden. Wichtig sind dann in erster Linie die Vitamine A, C, E und Beta-Karotin.“
Um einem Nährstoffmangel im Alter mit der Ernährung – ohne Präparate – vorzubeugen, kann folgender Speiseplan empfohlen werden:

- täglich eine Scheibe Vollkornbrot,
- täglich eine warme Mahlzeit,
- täglich ein Stück Obst,
- täglich eine Portion Gemüse oder Salat,
- täglich ein Glas Milch, etwas Joghurt, Quark oder Käse,
- täglich 1,5 bis 2 Liter Flüssigkeit wie Mineralwasser, Säfte, Tee oder Suppen,
- mehrmals pro Woche Fleisch, Fisch und Eier.

Eine umfangreiche amerikanische Studie ergab überdies, dass Vitamin C sogar in der Lage ist, das Leben zu verlängern. Bei Männern, die täglich mehrere hundert Milligramm davon zu sich nehmen, verlängert sich die durchschnittliche Lebenserwartung um sechs Jahre. Die Erklärung des Phänomens: Vitamin C unterstützt den Aufbau von Kollagen, einer Eiweißsubstanz, die zur Bildung von Haut, Knochen, Zähnen, Knorpeln und Bindegewebe benötigt wird. Wird der Körper ausreichend mit Vitamin C versorgt, bleiben Knochen und Zähne stabil, Wunden heilen schneller.

Oft bewirkt auch die Einnahme mehrerer Medikamente gerade im Alter einen Mangel an Vitaminen. Darüber jedoch mehr im Kapitel „Auch Medikamente können Vitamine kosten" (Seite 31).

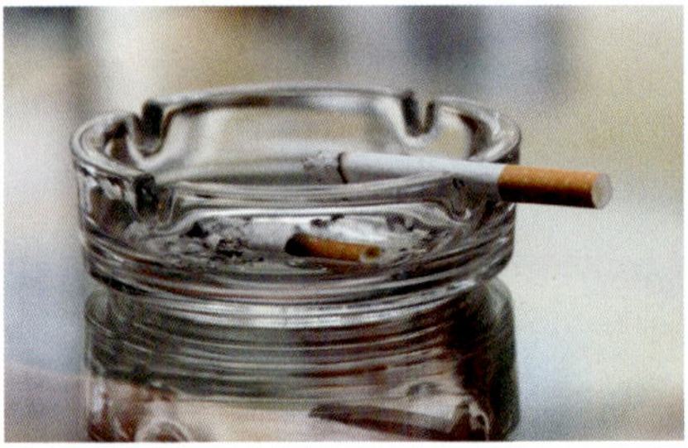

Das wichtigste Vitamin für den Raucher ist das Vitamin C. Es gilt als das Raucher-Vitamin schlechthin.

Raucher

Raucher inhalieren mit jedem Zug Zigarettenrauch etwa 100 Billionen Freie Radikale (siehe Seite 17). Schon aus diesem Grund haben sie einen erhöhten Bedarf an Vitaminen, da diese beim Neutralisieren der Angreifer verbraucht werden. Zudem sind im Zigarettenrauch noch andere Schadstoffe enthalten, die beim Rauchen in den Körper gelangen: Acetaldehyd, Formaldehyd, Nitrosamine und Zyanide, um nur einige zu nennen. Sie werden von Vitamin C zum Teil gebändigt und unschädlich gemacht.

Rauchern wird deshalb empfohlen, täglich mindestens 50 Prozent mehr Vitamin C als Nichtraucher aufzunehmen. Manche Wissenschaftler raten sogar zur doppelten Menge.

Verschiedene amerikanische Ärzte geben Rauchern diese Faustformel mit auf den Weg: Pro Zigarette benötigt der Organismus 20 Milligramm

Vitamin C. Bei 10 Zigaretten täglich müssten also – ebenfalls täglich – 200 Milligramm Vitamin C aufgenommen werden.

Alkoholkonsumenten

Bereits ein halber Liter Bier oder ein Viertelliter Wein kosten den Organismus wertvolle Vitamine. Der Alkohol muss dem Körper wieder entzogen werden, was der Leber eine gehörige Portion Mehrarbeit abverlangt. Die Vitamine B_1, B_2, B_6, B_{12} und Folsäure werden vermehrt benötigt.

Menschen unter Umweltbelastungen

Viele Menschen sind krank – und wissen nicht wovon. Sie haben Allergien, fühlen sich matt und schwach oder leiden unter Schmerzen im Rücken und in den Gelenken. Nachts können sie nicht schlafen. Und ganz allgemein sind sie äußerst anfällig für Infektionen. Doch sie rätseln, was wohl die Ursache dafür sein mag.

Es sind oft keine Viren und Bakterien, keine einzeln feststellbaren Auslöser. Häufig ist es der Giftcocktail, der in unserer Umgebung tagtäglich auf uns einwirkt: Die Menschen leiden zunehmend an Umweltkrankheiten.

Umweltgifte lähmen das Immunsystem des menschlichen Organismus, so dass er sich nicht mehr erfolgreich gegen Krankheiten wehren kann. Und je mehr dieser Gifte gleichzeitig auf ihn einwirken, desto anfälliger wird er. Eine Untersuchung des Deutschen Krebsforschungszentrums in Heidelberg brachte mittlerweile mehr als 40 Stoffe zutage, die in unserer Umgebung vorhanden sind und schädigend auf das Immunsystem wirken.

All diese Substanzen sind eine Gefahr für die Gesundheit. Um sie unschädlich machen zu können, benötigt der Körper mehr Vitamine und mehr Mineralstoffe. Je mehr diese Belastung aus der Umwelt zunimmt, desto größer wird der Bedarf an diesen Vitalstoffen. Nur

allzu oft ist er heute leider schon größer als deren Zufuhr mit den Nahrungsmitteln.
Um so mehr sollte man auf eine vollwertige Ernährung achten, da sie Nährstoffe enthält, die den täglichen Kampf des Organismus gegen Gifte aus der Umwelt unterstützen. Zum Beispiel Vitamin C und Kalzium. Sie verhindern als natürliche Gegenspieler von Blei und Cadmium, dass zu viel von diesen Giften im Organismus abgelagert wird, und schützen vor den Folgen. Die Deutsche Gesellschaft für Ernährung empfiehlt sogar, Tierfutter Vitamin C zuzusetzen, um Cadmiumablagerungen im Fleisch, das wir essen, zu senken.
Vitamin E macht Freie Radikale unschädlich und schützt vor Schäden durch Ozon und Stickoxide, die vor allem bei Smog eingeatmet werden. Beide können einzelne Bestandteile der Zellen verändern und auf diese Weise Krankheiten auslösen. Vitamin E verhindert das, indem es bereits in geringer Dosis große Mengen von Ozon und Stickoxiden abfängt und ausschaltet.

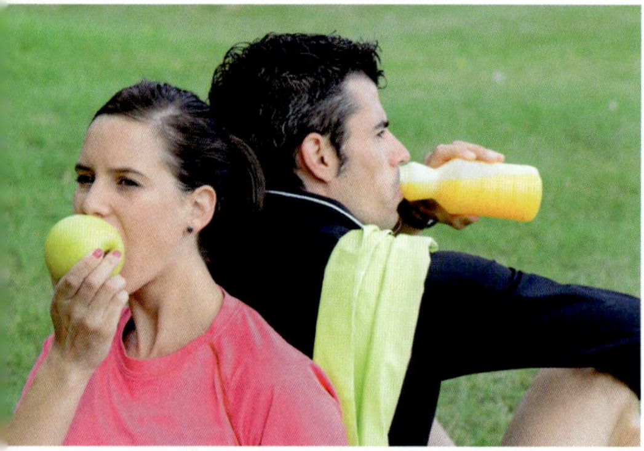

Sportler haben aufgrund einer höheren Beanspruchung des Stoffwechsels nicht nur einen erhöhten Bedarf an Vitaminen, sondern auch an Mineralstoffen und Spurenelementen.

Sportler

Jeder kennt es: Wer sich sportlich betätigt und schwitzt, mobilisiert dabei Leistungsreserven. Der Organismus wird angestrengt und muss mehr leisten als sonst. Die Verbrennung läuft auf Hochtouren, die Schweißabsonderung nimmt zu. Und mit ihr werden auch wasserlösliche Vitamine ausgeschieden – vor allem die Vitamine C, B_1, B_2 und B_{12}.
„Sind die Vitamindepots des Körpers dann nicht voll aufgefüllt,

kann es zu einem Leistungsabfall kommen", erklärt Dr. Helmut Pabst aus München. Der Sportmediziner empfiehlt deshalb: „Wer nicht sicher ist, ob er genügend Vitamine gespeichert hat, sollte deshalb drei bis vier Stunden vor dem Sport eine Multivitamintablette zu sich nehmen." Wichtig ist es auch, nach dem Training den Vitaminverlust möglichst rasch auszugleichen. Dr. Pabst: „Da das über das Essen nur relativ langsam gelingt, sollte man im Sinne einer schnelleren Erholung gleich nach Abschluss des Trainings ebenfalls ein Multivitaminpräparat einnehmen."

Kleinkinder

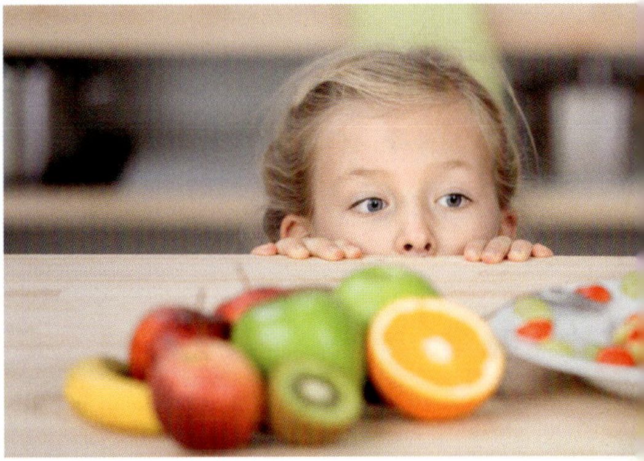

Ein spezieller Ernährungsplan für die Nahrungsaufnahme von Babys und Kleinkindern ist unnötig; wichtig ist nur, dass eine abwechslungsreiche Küche einen hohen Anteil an Obst und Gemüse aufweist.

Kommen Kinder zur Welt, ist ihre Entwicklung noch nicht abgeschlossen. So ist unter anderem auch die Darmflora noch nicht vollständig ausgebildet, der neben einer Vielzahl anderer Aufgaben auch die Produktion des Vitamins K obliegt. Fehlt es im Organismus, ist die Blutgerinnung beeinträchtigt, so dass Blutungen nicht gestoppt werden. Bei Säuglingen kann das lebensgefährlich sein oder schwere Hirnschäden hinterlassen.
Lange Zeit wurde Neugeborenen deshalb unmittelbar nach der Geburt Vitamin K injiziert. Studien in England haben jedoch Hinweise ergeben, dass diese Injektionen das spätere Entstehen von Leukämie begünstigen können. Deshalb ist man dazu übergegangen, Vitamin K als Tropfen zu geben, um diese Gefahr auszuschließen. Da Muttermilch, die normalerweise eine Vielzahl verschiedener Vitamine aufweist, ebenfalls kein Vitamin K enthält, ist Säuglingsmilch damit künstlich angereichert. Was

allerdings nicht bedeutet, dass auf das Stillen verzichtet werden sollte. Denn die Muttermilch enthält Substanzen, die die natürliche Keimbesiedelung des Darms fördern und somit zu einer möglichst raschen Ausbildung der gesunden Darmflora beitragen.

Die Ärzte des Forschungsinstituts für Kinderernährung in Dortmund empfehlen darüber hinaus, zur Vorbeugung gegen Rachitis während des ersten Lebensjahres unbedingt Vitamin-D-Präparate zu geben. Meistens gibt es sie in Kombination mit Fluorid. Rachitis ist auch als „englische Krankheit" bekannt. Der Mangel an Vitamin D hemmt den Einbau von Kalk in die wachsenden Knochen. Sie werden nicht fest, sondern bleiben weich. Welche Vitamin-D-Präparate genommen werden, sollte – ebenso wie die Dosierung – mit dem Kinderarzt abgesprochen werden.

Selbst später, wenn die körperliche Entwicklung vorangeschritten ist, kommt einer ausreichenden Vitaminversorgung große Bedeutung zu. So wurde zum Beispiel in verschiedenen amerikanischen Studien und einer Untersuchung der Universität Mainz festgestellt, dass bei Kleinkindern, die im Alter zwischen vier und sechs Jahren gehäuft an Infektionen leiden, meistens ein Mangel an Vitamin A vorliegt. Dem kann mit einer möglichst ausgewogenen, gemüsereichen Ernährung vorgebeugt werden.

Jedoch sollte man es auch hier mit dem „Grünfutter" nicht übertreiben. Werden Kinder einseitig mit rein pflanzlicher (makrobiotischer) Kost ernährt, birgt das erhebliche Risiken für die gesunde Entwicklung. Kleinkinder nämlich reagieren aufgrund ihres schnellen Wachstums wesentlich empfindlicher als Erwachsene auf einen Mangel an Nährstoffen, Mineralien und Vitaminen. Eltern mit alternativen Ernährungsgewohnheiten sollten, um dauerhafte Gesundheitsschäden auszuschließen, in der Wachstumsphase darauf achten, dass ihre Kinder ausreichend mit diesen so wichtigen Lebensbausteinen versorgt werden.

Langzeitstudien in den Niederlanden haben ergeben, dass streng vegetarisch ernährte Kinder in Körpergröße und Gewicht gegenüber „normal" – also mit Mischkost – ernährten Kindern zurückblieben.

Bei Blutuntersuchungen stellte sich häufig ein Mangel an Vitamin B_{12}, Calcium und Vitamin D heraus. Gerade ein Defizit an Vitamin B_{12} aber kann schwere neurologische Schäden verursachen, die sich auch durch eine nachträgliche Behandlung nicht mehr vollständig beheben lassen. Wichtig ist deshalb ein ausgewogener, gemüsereicher Speiseplan, der auch Fleisch enthält.

Jugendliche

Im Alter ab etwa zehn, zwölf Jahren erfasst den jugendlichen Körper der letzte große Wachstumsschub. Muskeln werden ausgebildet, Fettgewebe aufgebaut, die Knochen gefestigt. Heranwachsende, die meist ohnehin Fastfood, wie Hamburger und Pommes frites, einer ausgewogenen, vitaminreichen Ernährung vorziehen, machen nun vielfach auch Bekanntschaft mit den Vitaminräubern Alkohol und Nikotin. All dies bewirkt, dass es mit der Vitaminversorgung Jugendlicher nicht gerade rosig aussieht.
Rund zwei Drittel der Kinder essen nicht regelmäßig frisches Obst und Gemüse, 20 % essen sie nie. Auch wenn sogenannte Kinderprodukte verführerisch sind, empfehlenswert sind sie meist nicht. Sie enthalten oft viel zu viel Fett und ungeeignete kurzkettige Fettsäuren, zu viel Zucker, zu viele Konservierungsstoffe und zu wenige Mikro-Nährstoffe. Gleiches gilt für die bei Kindern beliebten Pommes, Burger samt Currywurst und Mayo. Bei einseitiger Ernährung mit wenig Obst und Gemüse fehlt es häufig an Vitamin C, Eisen, Zink, Kalzium und Selen. Tatsache ist, dass rund 30 % Kinder übergewichtig sind, wozu eine fett- und zuckerreiche Ernährung ebenso wie zu wenig Bewegung beitragen. Übergewichtige Kinder haben ein doppelt so hohes Risiko, im Erwachsenenalter unter erheblichem Übergewicht (Adipositas) zu leiden. Ebenfalls erhöht ist ihr Risiko für Diabetes und Herz-Kreislauf-Krankheiten.Weitere Folgen eines Defizits von Vitaminen der B-Gruppe können auch Lernschwierigkeiten, Konzentrationsprobleme oder Stimmungsschwankungen sein.

Menschen, die abnehmen wollen

Es liegt auf der Hand: Wer hungert, um abzunehmen, und deshalb weniger isst, drosselt gleichzeitig auch die Vitaminzufuhr. Nach ernährungswissenschaftlichen Gesichtspunkten ist für erwachsene Männer, die keiner besonderen körperlichen Belastung ausgesetzt sind – zum Beispiel Büroangestellte – eine tägliche Aufnahme zwischen 2300 und 2500 Kilokalorien ausreichend. Der Organismus von Frauen kommt mit 1700 bis 2300 Kilokalorien aus. Im Alter von über 50 Jahren sinkt bei beiden Geschlechtern der tägliche Bedarf noch einmal um etwa 300 Kilokalorien. Bei einer Abmagerungskur wird die Kalorienaufnahme bewusst reduziert.

Dass Fisch-Fans oft leichter abnehmen, liegt möglicherweise nicht nur am generell niedrigen Fettgehalt, sondern auch am darin reichlich enthaltenen Vitamin D. Ernährungsforscher der Universität von Minnesota (USA) stellten das bei einer Studie fest. Sie untersuchten 38 übergewichtige Männern und Frauen, die unter Aufsicht eine Diät durchführten. Das Ergebnis war eindeutig: Je höher der Vitamin-D-Spiegel im Blut der Studienteilnehmer vor der Diät, desto mehr nahmen sie ab und desto mehr Bauchfett verloren sie dabei.

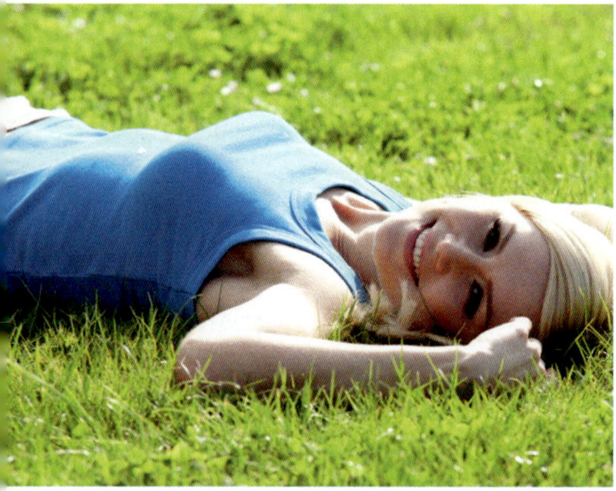

Sonnen- und Tageslicht hilft gegen Vitamin-D-Mangel.

Nach Angaben des Arbeitskreises „Ernährungs- und Vitamin-Information e.V." ist es bereits bei einer Diät mit einem Energiegehalt von 1500 Kilokalorien täglich sehr schwierig, die Nahrungsmittel so auszuwählen, dass die notwendige Vitaminzufuhr gesichert ist. Bei einer 1000- oder 800-Kilokalorien-Diät besteht bereits die Gefahr eines Vitaminmangels. Insbesondere gilt das, wenn die Diät über längere Zeit durchgeführt wird. Am häufigsten kommt es dann zu einer Unterversorgung mit den Vitaminen C, B_1, B_2, B_6 und Folsäure.

Auch Medikamente können Vitamine kosten

Statistisch gesehen schluckt jeder Mensch im Laufe seines Lebens durchschnittlich 36.000 Tabletten. Natürlich verteilt sich diese enorme Zahl nicht gleichmäßig auf jede einzelne Person, sondern ist – je nach Gesundheitszustand und daraus resultierendem Bedarf – unterschiedlich hoch. In Deutschland sind mehr als 10 Millionen Kranke täglich auf Medikamente angewiesen.

Viele dieser Präparate sind ausgesprochene Vitaminkiller. Sie erhöhen unter anderem die Menge an Vitaminen, die ungenützt ausgeschieden wird. Oder sie hemmen ihre Aufnahme durch Magen und Darm. Letzteres betrifft ganz besonders die Vitamine A und E.

Medikamente entfalten zudem im Körper allmählich ihre Wirkung und müssen danach abgebaut und ausgeschieden werden. Dabei bilden sich Freie Radikale, wodurch der Vitaminbedarf ganz wesentlich erhöht wird.

Die am weitesten verbreiteten Vitaminräuber sind

- **Abführmittel** – die so genannten Laxantien, die gegen Verstopfung eingenommen werden, hemmen im Darm die Aufnahme der fettlöslichen Vitamine A, E, D und K;
- **Acetylsalicylsäure (ASS)** – der in verschiedenen Präparaten zur Fiebersenkung und Schmerzstillung enthaltene Wirkstoff fördert die Ausscheidung von Vitamin C mit dem Harn. Wer gleichzeitig mit der Acetylsalicylsäure Vitamin C zu sich nimmt, verstärkt wiederum die Wirkung des Präparats. Das ist auch der Grund dafür, weshalb manche ASS-Medikamente kombiniert mit Vitamin C erhältlich sind. Wird Acetylsalicylsäure über einen längeren Zeitraum eingenommen,

kann eine Folsäuremangelanämie entstehen – eine durch ein Defizit an Folsäure ausgelöste Blutarmut;

- **Antacida** – diese Medikamente, die Sodbrennen beseitigen, indem sie die Magensäure neutralisieren, heben die Wirkung von Vitamin B_1 auf;
- **Antibiotika** – je nachdem, um welchen Wirkstoff es sich handelt, verursachen sie einen erhöhten Bedarf an den Vitaminen B_1, B_2, B_6, B_{12}, C, A, D, Folsäure, Biotin und Niacin oder hemmen die Bildung von Vitamin K im Darm;
- **Antirheumatika** – werden zur Behandlung von Erkrankungen des rheumatischen Formenkreises eingesetzt und können einen Mangel der Vitamine B_6, C und Folsäure verursachen;
- **Appetitzügler** – können den Bedarf an Vitamin C erhöhen;
- **Kortikosteroide** – diese entzündungshemmenden Medikamente, die überwiegend bei der Rheuma- und Asthma-Therapie verabreicht werden, können einen Mangel an den Vitaminen A, C und D nach sich ziehen;
- **Schlafmittel** – einzelne Barbiturate, die auch als krampflösende und entspannende Mittel Verwendung finden (Antikonvulsiva), beschleunigen den Abbau von Vitamin D in der Leber, wodurch es zu einem Mangel kommen kann.

Wird eines dieser Medikamente eingenommen und treten während dieser Zeit zusätzliche Beschwerden auf, die mit der zu behandelnden Krankheit offensichtlich nichts zu tun haben, empfiehlt es sich, den Arzt zu fragen, ob sie vielleicht auf einen dadurch ausgelösten Vitaminmangel zurückzuführen sind. Abzuraten ist davon, auf eigene Faust vorsorglich Vitaminpräparate einzunehmen, da Vitamine auch so genannte Wechselwirkungen mit einzelnen Arzneimitteln auslösen können. Etwa, indem sie deren Wirkung verstärken oder abschwächen. Zum Beispiel ist der Wirkstoff Cumarin, der in dem blutgerinnungshemmenden Medikament Marcumar® enthalten ist, ein Gegenspieler (Antagonist) des Vitamins K.

Das Medikament wird oft nach einem Herzinfarkt verordnet, um das Blut flüssig zu halten und die Bildung neuer Gerinnsel in den Gefäßen zu verhindern. Auf diese Weise soll dem Entstehen eines weiteren Herzinfarkts vorgebeugt werden. Die Vitamine C und E verstärken die Wirkung von Cumarin, so dass das Blut unter Umständen zu dünnflüssig wird. Vitamin K hingegen schwächt sie.

Mit Vitaminen heilen

Bei jeder Krankheit steht der Organismus unter Stress. Er muss alle nur möglichen Kräfte aufbieten, um den Störfall zu beseitigen. Der Stoffwechsel läuft auf Hochtouren und benötigt dringend hochwertige Nährstoffe, damit er seiner wichtigsten Aufgabe, das Immunsystem zu unterstützen und zu stärken, gerecht werden kann. Eine besonders wichtige Rolle kommt dabei den Vitaminen zu. Sie sorgen dafür, dass alle Stoffwechselvorgänge reibungslos ablaufen und keine Verzögerungen eintreten. In solchen Notfällen kann es vorkommen, dass die natürlichen Reserven im Körper rasch aufgebraucht sind und dem Organismus deshalb verstärkt Vitamine zugeführt werden müssen.

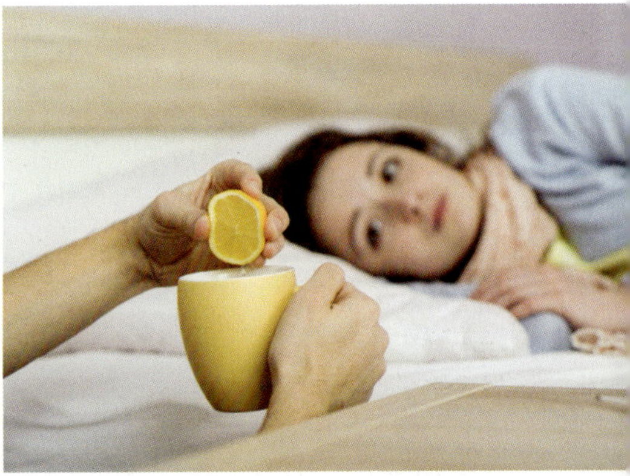

Was bei Erkältungskrankheiten am dringendsten gebraucht wird, sind die wichtigsten vier Vitamine, die unser Immunsystem stärken und schützen: A, C, E und B_1.

Immunologische Untersuchungen an der Universität Pretoria haben ergeben, dass bestimmte Zellen des Abwehrsystems, so genannte Phagozyten und Lymphozyten, besonders viel Vitamin C enthalten. Muss sich der Organismus bei einer Infektion mit Viren oder Bakterien gegen die Angreifer zur

Wehr setzen, entwickeln diese Abwehrzellen eine stark gesteigerte Aktivität. Dabei wird das in ihnen gespeicherte Vitamin C besonders schnell verbraucht. Kommt es zu einem Mangel, werden die Abwehrkräfte dieser Zellen immer schwächer, bis sie schließlich allmählich zugrunde gehen. Das erklärt, auf welche Weise Vitamin C das Immunsystem stärkt.

Erkältungskrankheiten

Mehr als 200 verschiedene Virentypen sind heute bekannt, die Erkältungskrankheiten verursachen. Sie werden in zwei Gruppen unterteilt: Rhinoviren verursachen harmlose grippale Infekte, die nach zwei Wochen abheilen.

Influenzaviren dagegen sind die eigentlichen Grippeerreger. Sie lösen gefährliche Atemwegsinfektionen aus, bis hin zu Lungenentzündungen. Menschen mit geschwächten Abwehrkräften können an den Folgen sterben. Im Herbst und im Winter haben die Viren es besonders leicht. Der Organismus verengt bei Kälte die Blutgefäße. Die Schleimhäute werden schlechter durchblutet, es gelangen weniger Abwehrzellen dorthin.

Das Virus dringt in eine Schleimhautzelle ein, gibt dort seine Erbsubstanz frei und zwingt die Zelle, es zu vervielfältigen. Schon am zweiten Tag platzt die Zelle und stößt Hunderte neuer Viren aus, die wiederum andere Schleimhautzellen befallen. Die Invasion ist in vollem Gange. Erst jetzt nimmt das Immunsystem die Eindringlinge wahr. Sofort beginnt die Abwehrschlacht: Interferon wird ausgeschüttet, das die Virenvermehrung stoppt. Killerzellen greifen einzelne Erreger an und töten sie. Die Schleimhäute geben verstärkt Sekret ab, um die Eindringlinge aus dem Körper zu schwemmen – Schnupfen und Husten quälen den Betroffenen. Steigendes Fieber lähmt allmählich die Erreger, so dass die Abwehrkräfte Oberhand gewinnen. Am siebten Tag folgt der Sieg – gelber Schleim aus der Nase und Auswurf beim Husten befördern abgetötete Viren aus dem Körper.

Je stärker das Immunsystem und je besser die Durchblutung der Schleimhäute ist, desto heftiger werden die Viren bekämpft und desto milder verläuft eine Erkältung. Vitamin C greift direkt in biochemische Prozesse ein, die die Bildung von Eiweiß anregen. Antikörper bestehen ebenfalls aus Eiweiß. Fehlt Vitamin C, werden weniger Antikörper produziert.
Gerade während der kritischen Jahreszeiten Herbst und Winter kann eine reichliche Versorgung mit Vitamin C dazu beitragen, dass die Abwehrkräfte schon in Hochform sind, bevor Viren die Schleimhäute befallen. In höchster Wachsamkeit lauern sie auf die Erreger und machen diese unschädlich, bevor sie sich in den Schleimhautzellen einnisten können. Gelingt es ihnen trotzdem und treten erste Kopf-, Hals- und Gliederschmerzen auf, können diese Beschwerden durch zusätzliche Vitamin-C-Gaben so weit abgemildert werden, dass das Allgemeinbefinden durch die Infektion weit weniger beeinträchtigt wird.
Diese Wirkung konnten auch Virologen von der Universität Wisconsin/USA im Experiment bestätigen. Sie fanden heraus, dass lediglich jede zweite Testperson, die mit einem „Erkältungs"-Virus infiziert war, krank wurde, wenn sie zuvor täglich zwei Gramm Vitamin C genommen hatte. Fast alle Versuchspersonen, die statt echtem Vitamin C ein unwirksames Scheinpräparat (Placebo) erhalten hatten, bildeten eine Erkältung aus. Und bei den Personen, die trotz regelmäßiger Vitamin-C-Gaben erkrankten, dauerten die Erkältungsbeschwerden wie Husten und Niesen wesentlich kürzer und waren auch nicht so stark ausgeprägt.
Die Selbstbehandlung von Grippe mit Vitamingaben sollte lediglich bei den relativ harmlosen, durch Rhinoviren ausgelösten Infekten erfolgen. Eine echte Influenza-Grippe muss unbedingt vom Arzt behandelt werden!

Nervenleiden

Den Leitungskabeln der elektronischen Datenübertragung vergleichbar, durchlaufen die Nerven wie ein engmaschiges Netz den gesamten Or-

ganismus und übertragen Befehle in Form von Impulsen. Schaltzentrum des Nervensystems ist das Gehirn. Beide Hirnhälften verbinden mehr als 200 Millionen Nervenfasern miteinander.
Nervenimpulse laufen von Gehirn und Rückenmark zu jeder Stelle des Körpers und von dort wieder zurück zu den zentralen Schaltstellen. Dies geschieht, ohne dass wir uns dessen bewusst sind. Auf diese Weise wird automatisch die Funktion wichtiger Organe geregelt, wie zum Beispiel des Herzens, der Nieren oder der gesamten Verdauung.
Beschädigungen oder Übertragungsstörungen im Bereich der Nerven können zahlreiche Erkrankungen verursachen. Im Bereich des Ischias, des stärksten Nervs unseres Körpers, können sie sich durch heftige Schmerzen äußern. Eine andere Krankheit ist die Polyneuropathie. Sie kann scheinbar banal mit Empfindungsstörungen wie „Ameisenlaufen" und „Pelzigsein" beginnen. Später bereitet dann Feinarbeit mit den Fingern zunehmend Schwierigkeiten, wie etwa das Zuknöpfen. Und in den Beinen sitzen derart starke Schmerzen, dass selbst der leichte Druck der Bettdecke unerträglich ist. Letztendlich und unbehandelt kann die Erkrankung der Nerven zu Lähmungen führen.
Soweit allerdings muss es nicht kommen. Zur Vorbeugung und – falls die Krankheit sich bereits eingestellt hat – zur Therapie kann mit Vitaminen und Mineralstoffen dagegen angegangen werden. Der Vitamin-B-Komplex vermag dabei die Symptome zu lindern, wenn nicht gar die Ursache der Polyneuropathie zu beseitigen.
Auch schon bei Kindern können Nervenschädigungen zu Krankheiten führen, wie zum Beispiel zum Hyperkinetischen Syndrom. In der Alltagssprache werden diese Kinder als „Zappelphilipp" bezeichnet. Sie sind unruhig, aufgedreht und leicht erregbar. Nicht selten spielen sie sich in der Schule zum Klassenkasper hoch. Weitere Symptome dieser Erkrankung sind Schwierigkeiten beim räumlichen Sehen und Vergesslichkeit. Viele haben auch Probleme, von der Tafel abzuschreiben. Ursache dafür kann ein Mangel an Vitamin B_1 durch falsche Ernährung sein. Die Kinder

essen zuviel Süßigkeiten, Pommer frites, Backwaren aus Weißmehl und trinken dazu Limonade.

Um Nervenschäden zu vermeiden oder zu heilen, ist es wichtig, auf eine richtige Zusammensetzung der Ernährung zu achten. Dazu gehört unter anderem die ausreichende Versorgung des Organismus mit Vitaminen des B-Komplexes. Grundsätzlich sollte deshalb darauf geachtet werden, hauptsächlich vollwertige Nahrungsmittel zu sich zu nehmen. Dazu gehören Vollkornbrot und -flocken, Kartoffeln und Hülsenfrüchte.

Diabetes

Aktuell sind etwa 6 Millionen Menschen in Deutschland an Diabetes erkrankt. Das entspricht mehr als 9 % der erwachsenen Bevölkerung. Dabei wird zwischen zwei verschiedenen Formen unterschieden:

- Jugend- oder Typ-I-Diabetes – schon in der Jugend produziert die Bauchspeicheldrüse immer weniger des Hormons Insulin und stellt in manchen Fällen die Arbeit ganz ein. Der Organismus benötigt das Insulin jedoch, um Zucker abbauen zu können. Typ-I-Diabetiker, etwa 10 Prozent aller Zuckerkranken, müssen ihr Leben lang das Hormon durch Injektionen von außen zuführen.
- Alters- oder Typ-II-Diabetes tritt in der Regel erst nach dem 40. Lebensjahr auf. Üppige und fette Ernährung, verbunden mit Bewegungsmangel, haben der Bauchspeicheldrüse im Laufe der Jahre so stark zugesetzt, dass sie erschöpft ist und nicht

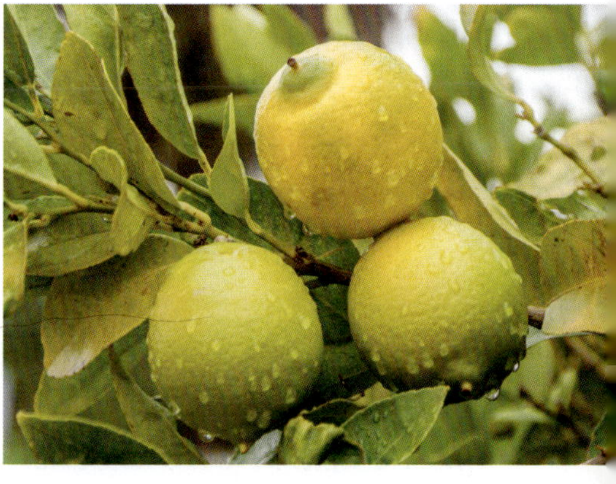

Medizinische Studien konnten nachweisen, dass der Einsatz von Vitamin C gegen akute depressive Verstimmungen oder Angstzustände bei Diabetikern sinnvoll sein kann.

mehr genügend Insulin produziert. Oder es ist noch Insulin vorhanden, aber die Muskel- und Fettzellen reagieren nicht mehr auf das Signal des Bauchspeicheldrüsenhormons, Zucker (Glukose) zur Energiegewinnung aufzunehmen. Die Insulinempfindlichkeit der Zellen ist herabgesetzt. Typ-II-Diabetiker benötigen daher nur selten Insulinspritzen. Meistens genügt das Einhalten einer Diät, um ein Fortschreiten der Krankheit und den Ausbruch von Begleitleiden zu verhindern.

Gefürchtet als Folgeerkrankungen von Diabetes sind vor allem gefährliche Durchblutungsstörungen und Nervenschäden. Rund 70 Prozent aller Diabetespatienten sterben an Herz-Kreislauf-Erkrankungen. In verschiedenen Studien an mehr als 100.000 Personen, darunter in den USA und in Finnland, konnte bewiesen werden, dass das Herzinfarktrisiko bei Diabetikern durch die Gabe von Vitamin E wesentlich gesenkt werden kann. Bei Amerikanern, die täglich 400 IE (Internationale Einheiten) Vitamin E erhielten, halbierte sich das Risiko, eine Erkrankung der Herzkranzgefäße zu erleiden. In Finnland erhielten mehr als 5000 Personen regelmäßig Vitamin E verabreicht. Dadurch sank das Herzinfarktrisiko bei Männern um 32 Prozent, bei Frauen sogar um 65 Prozent. Im Laufe der Zuckerkrankheit fortschreitende Schädigungen der Blutgefäße können auch die Adern in den Augen – bis hin zur Erblindung – oder in den Beinen betreffen. Das Gewebe beginnt dort zuerst im Bereich der Zehen abzusterben, da diese Region nicht mehr ausreichend durchblutet wird. Studien an der klinischen Abteilung des Diabetes-Forschungsinstitutes in Köln haben ergeben, dass die Gabe von Vitamin E die Zellen der Gefäßinnenwände vor den Schäden aufgrund der Zuckerkrankheit schützen kann. In Gewebekulturen konnte nachgewiesen werden, dass sich das Vitamin so an den Zellhüllen ablagert, dass eine Zellzerstörung verhindert wird.
Besonders gefährlich wird es, wenn zu den Durchblutungsstörungen auch noch diabetesbedingte Schäden an den Nerven hinzukommen

(Neuropathie). Allmählich wird dadurch die Empfindsamkeit bis zur Gefühllosigkeit eingeschränkt. Wunden und Verletzungen werden nicht mehr wahrgenommen, ebenso wenig wie ein erstes Ziehen oder Schmerzen in den Füßen aufgrund einer verminderten Durchblutung. Je eher jedoch eine ärztliche Behandlung der geschädigten Gefäße einsetzt, desto größer sind die Chancen, ein Fortschreiten zu verhindern. Da Diabetiker aufgrund der Nervenschäden die Symptome im Frühstadium nicht mehr wahrnehmen, geht wichtige Zeit bis zum Einsetzen einer Therapie verloren. Hier kann die Gabe von Vitaminen des B-Komplexes – wie auch unter „Nervenleiden" (siehe Seite 35) beschrieben – eine wichtige Hilfe sein.

Psychosomatische Störungen

Psychosomatische Erkrankungen wie stark überhöhte Nervosität, Angstzustände, Kopfschmerzen oder Konzentrationsstörungen können nach einer Untersuchung der Universität Bielefeld durch einen Vitaminmangel entstehen. Um den normalen Reaktionsablauf im Nervensystem zu sichern, braucht das Gehirn insbesondere die Vitamine B_1 und Niacin. Vitamin B_1 regt die Funktion der Nerven an und sorgt für eine ausgewogene Stimmung. Niacin stabilisiert die Persönlichkeit und ist wichtig für die Bildung der Sexualhormone Östrogen, Progesteron und Testosteron.

Haut und Haare

Die Haut ist das größte Organ des menschlichen Körpers. Rein rechnerisch ergibt sich für einen 1,70 Meter großen Menschen eine Hautfläche von bis zu 1,8 Quadratmeter. Die gesunde Haut spielt eine wichtige Rolle bei der Körperabwehr und schützt den Organismus vor Eindringlingen von außen – wie etwa Viren, Bakterien und negativen Umwelteinflüssen. Sie reguliert den inneren Flüssigkeits- und Mineralstoffhaushalt, indem

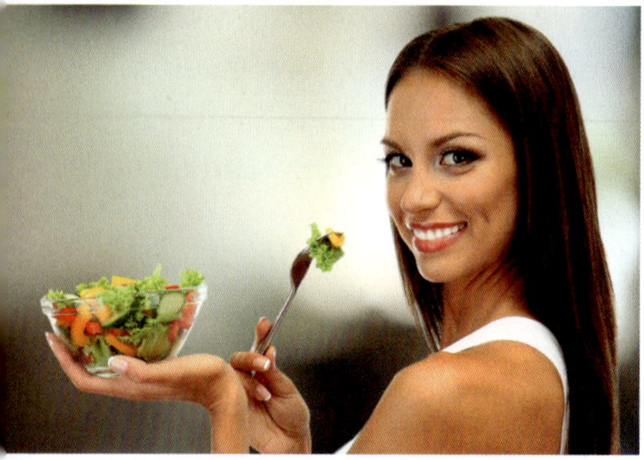

Ein absolutes Muss für schöne Haare ist Biotin. Das Vitamin sorgt für einen raschen Zellaufbau und damit für ein gesundes Wachstum der Haare, Haut und Nägel.

sie Schweiß nach außen ausscheidet, sowie die Körpertemperatur durch Zu- oder Abnahme der Durchblutung.

Für die Gesundheit und das Wohlbefinden ist es äußerst wichtig, dass die Hautfunktionen nicht durch Krankheiten beeinträchtigt sind. Deshalb sollte man auf eine ausreichende Versorgung des Organismus mit Vitaminen achten. Eine gesunde Haut benötigt genügend Vitamin A, da sie sich sonst nicht im normalen Ausmaß erneuern kann, sondern trocken und rissig wird. Um dem entgegenzuwirken, regt Vitamin A das Wachstum und die Erneuerung der Hautzellen an.

Besondere Bedeutung bei der Behandlung von Hautveränderungen kommt dem Vitamin A zu. Vitamin-A-Säure, äußerlich in Creme angewendet, befreit nicht nur junge Leute von den Pusteln und Abszessen der Akne. Bei älteren Menschen glättet sie Falten in der Haut, beseitigt Unreinheiten und lässt Altersflecken verblassen. Kurzzeitig kommt es bei der Anwendung zu einer Rötung der Haut.

Vitamin E schützt die Haut vor dem Angriff durch Freie Radikale. Diese dringen von außen über Umweltschadstoffe in sie ein, werden aber auch innerlich durch das Einfallen von Sonnenlicht in die Haut gebildet. Vitamin E wehrt die Angreifer ab und schützt die Haut vor Verschleißerscheinungen. Darüber hinaus verbessert es die Hautfeuchtigkeit, die Haut bleibt zart und geschmeidig.

Vitamin B_5 (Panthenol) ist eine Abwandlung des Vitamins Pantothensäure. Es dringt tief in die unteren Hautschichten ein und bindet dort Wasser. Damit sorgt es dafür, dass der natürliche Feuchtigkeitsgehalt der

Haut erhalten bleibt, einem Austrocknen wird vorgebeugt. Außerdem greift Vitamin B_5 direkt in den Stoffwechsel der Hautschichten ein und fördert die Ernährung der Hautzellen. Wird Vitamin B_5-haltige Salbe auf Hautverletzungen oder Sonnenbrandwunden aufgetragen, verkürzt sich die Zeit der Heilung um ein Drittel.

Auch Wachstum und Aufbau der Haare sind von einer ausreichenden Vitaminversorgung abhängig. So kann zum Beispiel ein Mangel der Vitamine B_1 oder B_6 einen starken Haarausfall verursachen. Besteht hingegen eine Unterversorgung mit Vitamin A, verlieren die Haare ihren Glanz, werden stumpf und brüchig. Dem kann durch die Aufnahme von Vitamin A oder Beta-Karotin, unterstützt durch Vitamin B_5, entgegengewirkt werden. Insbesondere Vitamin B_5 bindet Wasser in den Haaren und repariert die Brüchigkeit. Kommt noch Vitamin C dazu, wird auch das Wachstum des Haares angeregt.

Rheuma und Arthrose

In Deutschland leidet etwa ein Viertel der Bevölkerung an Funktionseinschränkungen durch muskuloskelettale Erkrankungen. Zieht man den Kreis enger und erfasst alle Betroffenen mit klinisch manifesten, behandlungsbedürftigen chronischen Erkrankungen des Stütz- und Bewegungsapparates, sind es etwa 10 Millionen Deutsche. Knapp sieben Millionen Menschen haben schwere chronische Rückenschmerzen, rund sechs Millionen Kniegelenksarthrose und vier Millionen eine Polyarthrose in den Händen. Entzündlich-rheumatische Erkrankungen betreffen

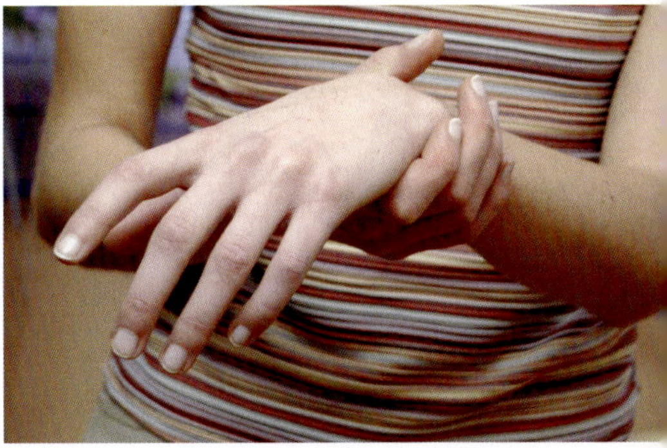

Um eine rheumatische Entzündung zu mildern, benötigt der Körper wesentlich mehr Vitamin E als im gesunden Zustand.

1,5 Millionen – zwei Prozent der erwachsenen Bevölkerung. Hinzu kommen etwa 15.000 rheumakranke Kinder.
Rheumatische Erkrankungen gehören damit zu den am weitesten verbreiteten Leiden in Deutschland. Rheuma selbst ist keine eigenständige Krankheit, sondern ein Überbegriff von knapp 400 Krankheitsbildern, die dem rheumatischen Formenkreis zugeordnet werden. Gemeinsam ist ihnen, dass sie alle den Bewegungsapparat betreffen, mit Schmerzen verbunden sind und – zum Teil erheblich – die Beweglichkeit einschränken. Auch die ersten Anzeichen aller rheumatischen Krankheiten sind ähnlich: Schmerzende Gelenke oder Muskeln, sobald man sich bewegt. Meistens stellen sich die frühen Symptome am Morgen nach dem Aufstehen ein und verschwinden bald darauf. Mit der Zeit verstärken sich die Beschwerden, und es bilden sich unterschiedliche Rheumaleiden aus.

Die Internationale Rheumaliga unterscheidet diese Grundformen:

- **Degeneratives Rheuma:** Durch einseitige Belastung einzelner Gelenke, zum Beispiel am Arbeitsplatz, kommt es zu Abnutzungserscheinungen. Das Leiden beginnt meistens im Alter von über 30 Jahren, wird dann aber noch nicht als Rheuma erkannt. Mit der Zeit verschlimmert es sich. Rund 80 Prozent aller Personen über 60 Jahren leiden mehr oder weniger stark daran. Zum degenerativen Rheuma gehören unter anderem Arthrose der Gelenke sowie Schäden an den Bandscheiben und Wirbelkörpern.

- **Entzündliches Rheuma:** Das Immunsystem richtet sich aufgrund einer Fehlsteuerung, gegen den eigenen Organismus. Abwehrzellen attackieren die Innenhaut von Gelenken, es kommt zu Entzündungen. Allmählich wird das empfindliche Gewebe zerstört. Zu diesem Formenkreis gehören verschiedene Arten der Arthritis, Morbus Bechterew und die chronische Polyarthritis, bei der mehrere Gelenke gleichzeitig befallen sind. An ihr leiden in Deutschland über 1,2 Millionen Menschen.

- **Weichteilrheumatismus:** Mehr als die Hälfte der Rheumatiker leidet unter dieser Form, bei der nicht die Gelenke, sondern die Weichteile betroffen sind: Muskeln, Sehnen, Schleimbeutel, Bänder, Nerven oder das Bindegewebe der Unterhaut. Durch chronische Überbelastung einzelner Weichteile kommt es zu starken Verkrampfungen oder Verspannungen, die sich mit der Zeit entzünden. Typische Beispiele wären die steife Schulter nach jahrelanger monotoner Tipparbeit am Schreibtisch oder der Tennisellbogen.

- **Stoffwechselbedingtes Rheuma:** Bekanntestes Beispiel ist die Gicht. Aufgrund erblicher Veranlagung sammelt sich im Organismus zu viel Harnsäure an, die nicht ausgeschieden wird. Statt dessen lagert sie sich in Form winziger Kristalle in den Gelenken ab, anfangs in den Zehen und Knien, später auch in den Fingern, Ellbogen oder Hüften. Die Harnsäure greift die Knorpel an, die Gelenke werden rot, schwellen und schmerzen. Im Spätstadium kann die Gicht auch anderes Gewebe, wie etwa Sehnenscheiden, Haut oder Nieren, befallen. Dann entstehen die so genannten Dichtknoten, wenn der Organismus versucht, Harnsäureablagerungen einzukapseln.

- **Arthrose:** Mit zu den am häufigsten vorkommenden rheumatischen Erkrankungen gehört die Arthrose. Rund 30 Prozent aller Deutschen unter 30 Jahren haben heute bereits beginnende Gelenkdegenerationen. Mit dem Älterwerden nehmen die Schäden noch zu. Dabei wird der Gelenkknorpel, der für ein möglichst reibungsloses Aneinandergleiten der Knochenenden sorgt, mit der Zeit abgebaut.

Wichtig zur Vorbeugung gegen rheumatische Erkrankungen ist viel Bewegung, ohne dass es dabei zu einer Überlastung kommt. Dazu eignen sich alle Sportarten, bei denen es nicht um die Erzielung von Höchstleistungen geht, wie zum Beispiel Schwimmen, Wandern oder Radfahren. Außerdem kann einer Arthrose vorgebeugt werden, indem dem Organismus notwendige Mineralstoffe, Spurenelemente, Vitamine

und Proteine zugeführt werden. Grundlage dieser Versorgung sollte eine kalorienbewusste, vollwertige Ernährung mit einem hohen Anteil pflanzlicher Kost sein.
Für den älteren Menschen empfiehlt sich eine Nahrungsergänzung, zum Beispiel mit Spurenelementen und bestimmten Proteinbausteinen, in Form von Präparaten. Außerdem sollte auf ausreichend Kalzium (eine Scheibe Käse, ein Joghurt und ein Glas Milch täglich) und Magnesium (Mineralwasser mit mehr als 500 Milligramm Magnesium pro Liter) geachtet werden. Daneben sind auch noch Mangan, Zink, Vitamin C, Vitamin E und Vitamin D notwendig.
Vitamin E beugt den rheumatischen Entzündungen vor, lindert die Schmerzen und unterstützt die Heilung, greift Rheuma jedoch nicht ursächlich an.

Vitamine in „Steckbriefen"

Was bewirken die einzelnen Vitamine? In welchen Lebensmitteln kommen sie vor? Wie hoch ist der Tagesbedarf eines Erwachsenen? Welche Symptome treten bei Unter-, welche bei Überdosierung auf? Lesen Sie hier das Wichtigste zu jedem einzelnen Vitamin. Diese Informationen werden Ihnen dabei helfen, Ihre persönliche „Vitaminbilanz" positiv zu gestalten.

Vitamin A (Retinol)

- **Wirkung im Organismus:** Wie schon in den Abschnitten „Herzinfarkt" und „Krebs" beschrieben wurde, nimmt Vitamin A eine wichtige Rolle beim Schutz vor diesen Krankheiten ein. Aber es hat noch weitere Funktionen: Ohne Vitamin A, das hauptsächlich in der Leber gespeichert und nach Bedarf freigesetzt wird, wäre kein Farb- oder

Dämmerungssehen möglich. Es trägt dazu bei, dass im Auge der Stoff Rhodopsin (Sehpurpur) gebildet wird. Fällt Licht auf Rhodopsin, wird es – je nach Stärke und Farbe – mehr oder weniger weit abgebaut und löst damit Nervenimpulse aus, die an das Gehirn weitergeleitet werden. Die dort empfangenen Impulse registriert das Sehzentrum als „optische Wahrnehmungen".
Darüber hinaus unterstützt Vitamin A den Aufbau des Epithelgewebes, der jeweils äußersten Zellschicht des Gewebes außer- und innerhalb des Körpers. Außen ist das die Oberhaut, innen sind es die Schleimhäute, zum Beispiel im Mund, in der Nase, im Darm, in den Harnwegen oder in den Geschlechtsorganen. Ist das Epithelgewebe gesund, stellt es eine wirksame Barriere gegen Eindringlinge wie Bakterien oder Viren dar. Fehlt Vitamin A, kann diese Zellschicht trocken und rissig werden, es kommt zu einer erhöhten Infektionsanfälligkeit.
Vitamin A ist außerdem noch am Aufbau der Knochen, bei der Bildung des männlichen Sexualhormons Testosteron und der Entwicklung des Embryos beteiligt.

- **Tagesbedarf:** Während der Tagesbedarf eines Erwachsenen bei etwa 1,0 mg liegt, benötigen Schwangere bis zu 1,1 mg Vitamin A am Tag. Auch Jugendliche in der Wachstumsphase benötigen etwa 1,0 mg täglich.

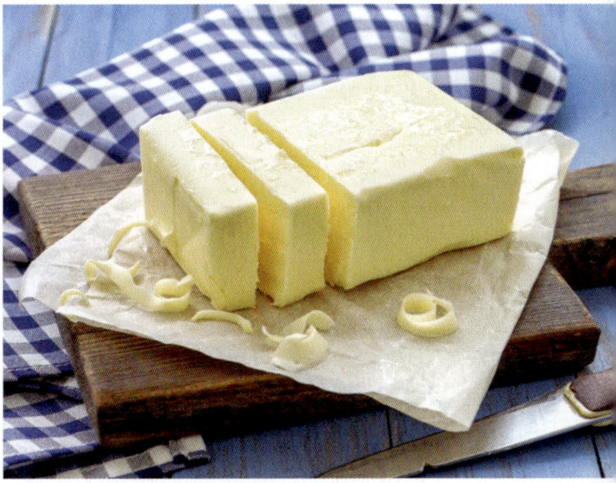

Reich an Vitamin A, Butter

- **Unterdosierung:** Bei Mangel an Vitamin A kommt es zu erhöhter Infektionsanfälligkeit, Trockenheit der Haut, Haare, Nägel und Augen, Haarausfall, Nachtblindheit, verringerter Sehschärfe, erhöhter Lichtempfindlichkeit, Eisenmangel, erhöhter Gefahr einer arteriosklerotischen Herz-

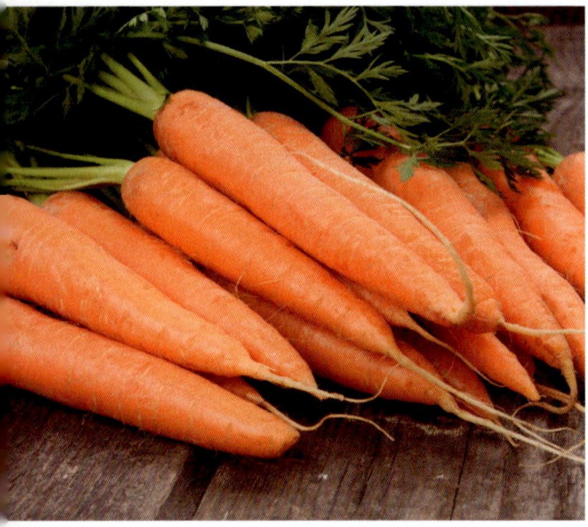

Reich an Beta-Carotin, Möhren. Beta-Carotin ist die wichtigste Vorstufe von Vitamin A.

erkrankung, erhöhtem Krebsrisiko in Organen mit Schleimhäuten, erhöhtem Risiko für Nierensteine aufgrund erhöhter Calciumausscheidung, Fruchtbarkeitsstörungen, beeinträchtigtem Geruchssinn, Tastsinn und Appetit, Müdigkeit und Wachstumsstörungen wie z. B. Störungen des Knochenwachstums im Kindesalter. Ursachen einer Unterdosierung:

- Entzündungen, Operationen, aber auch Stress
- Rauchen und ständiges Einatmen schlechter Luft
- Umweltgifte wie z. B. Cadmium
- Starkes Sonnenlicht (z. B. am Strand oder im Schnee), besonders bei hellhäutigen Menschen
- Störungen der Fettresorption, meist wegen Problemen mit Leber, Gallenblase oder Bauchspeicheldrüse
- Jeder fünfte Europäer nimmt nicht genug Retinol über die Nahrung auf. Besonders bei Kindern entsteht schnell eine Unterversorgung, da sie geringere Speichermöglichkeiten besitzen, jedoch einen hohen Bedarf haben.
- Alkohol beeinträchtigt die Aufnahme, Speicherung und Mobilisierung.
- Diabetiker und Menschen mit Schilddrüsenüberfunktion können die pflanzlichen Carotinoide nur schlecht in Vitamin A umwandeln.
- Cholesterinsenkende Mittel und Abführmittel verschlechtern die Aufnahme.
- Bestimmte Schlafmittel verbrauchen Speichervorräte in der Leber.

- **Überdosierung:** Das Überangebot an Carotinen führt beim Menschen nicht zu einer Überversorgung mit Vitamin A (Hypervitaminose A), weil der Körper die Umwandlung der Carotine zu Vitamin A entsprechend herunterregelt. Ein Zuviel an Carotinen macht sich optisch als Gelbfärbung der Haut bemerkbar (Carotinämie, „Karottenikterus“), ist aber nicht behandlungsbedürftig, da keine Hypervitaminose vorliegt. Eine (längere) Überversorgung mit über 15 mg Vitamin A kann im Gegensatz dazu zu Erbrechen, Durchfall, Kopfschmerzen, erhöhtem Hirndruck (Pseudotumor cerebri), Abnahme der Knochengewebsdichte (Osteoporose), Vergrößerung von Leber und Milz, Verringerung der Schilddrüsentätigkeit und schmerzhaften Wucherungen der Knochenhaut führen. Generell können höhere Einmaldosen als unbedenklich angesehen werden, während wiederholt höhere Dosen eher die Gefahr einer Intoxikation in sich tragen. Für Tagesdosen von mehr als 7,5 mg wurden eine Reihe lebertoxischer Effekte nach mehrjähriger Zufuhr beschrieben, teilweise mit Todesfolge.
- **Vorkommen:** Vitamin A wird im menschlichen Organismus aus Pflanzenfarbstoffen (Karotinoiden wie zum Beispiel Beta-Karotin) hergestellt oder mit der tierischen Nahrung aufgenommen. Als Vorstufe (Karotinoide) ist es reichlich vorhanden in Brokkoli, Chicoree, Feldsalat, Endiviensalat, Möhren, Spinat, Kopfsalat und Hülsenfrüchten. Fertiges Vitamin A liegt vor in Leber und Lebertran, Eiern, Thunfisch, Butter, Milch und Milchprodukten.

Vitamin B_1 (Thiamin)

- **Wirkung im Organismus:** Vitamin B_1 hält die grauen Zellen auf Trab. Unser Gehirn ist ausschließlich auf Energie angewiesen, die aus Glukose gewonnen wird. Glukose entsteht im Körper, indem mit der Nahrung aufgenommene Kohlenhydrate wie Stärke und Zucker darin umgewandelt werden. Dieser Vorgang kann jedoch ohne die Unterstützung von Vitamin B_1 nicht stattfinden. Außerdem spielt Vitamin B_1 eine wichtige Rolle bei der Übertragung von Nervenreizen. Fehlt es, kommt es zu Nervenblockaden, in deren Folge neurologische Ausfälle auftreten können – wie zum Beispiel Bewegungsprobleme, da der Befehl vom Gehirn über die Nervenbahnen an die Muskeln nicht mehr übertragen wird.

- **Tagesbedarf:** Der Vitamin-B_1-Bedarf richtet sich insbesondere nach der individuellen Zufuhr von Kohlenhydraten und Energie. Kinder benötigen etwa 0,8 bis 1,2 mg an Vitamin B_1 am Tag. Jugendliche und Erwachsene sollten etwa 1 – 1,2mg zu sich nehmen und Schwangere haben einen leicht erhöhten Bedarf an Vitamin B_1 und benötigen 1,2 bis 1,4 mg als Tagesdosis.

- **Unterdosierung:** Symptome:Störungen des Kohlenhydratstoffwechsels und Nervensystems (u.a. Polyneuropathie), Reizbarkeit und Depressionen, Müdigkeit, Sehstörungen, Appetitlosigkeit, Konzentrationsschwäche, Muskelatrophie, Blutarmut (Anämie), häufige Kopfschmerzen, Gedächtnisstörungen (Korsakow-Syndrom), Verwirrungszustände, Herzversagen, Ödeme, Tachykardie, niedriger Blutdruck, Kurzatmigkeit (Dyspnoe), verringerte Produktion von Antikörpern bei Infektionen, gestörte Energieproduktion, schwache Muskulatur (besonders die Wadenmuskulatur).

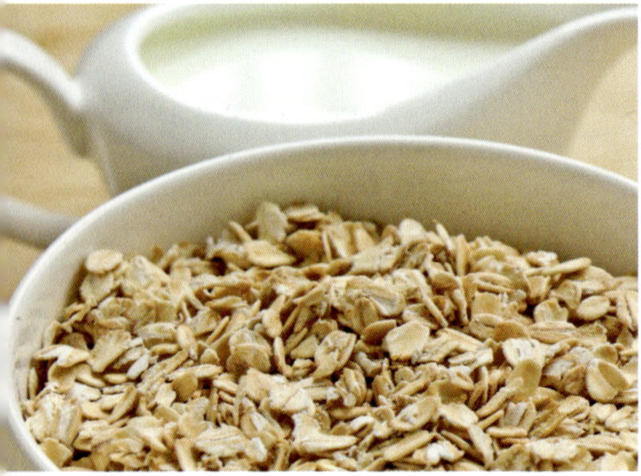

Reich an Vitamin B_1, Haferflocken

- **Überdosierung:** Thiamin besitzt eine große therapeutische Breite. So zeigen tierexperimentelle Befunde bei Ratten, dass selbst eine 100fach über dem täglichen Bedarf liegende Dosis über drei Generationen ohne Nebenwirkungen vertragen wurde. Nach parenteraler Verabreichung (= Spritzentherapie) in den Muskel bzw. in die Vene wurden allerdings in Einzelfällen teils schwerste Überempfindlichkeits-Reaktionen bis hin zu Atemnot und Schockzuständen beschrieben. Wegen dieser allergischen Reaktionen sollte Vitamin B_1 daher nur in Ausnahmefällen parenteral gegeben werden. In der Regel jedoch wird zu viel Vitamin B_1 mit dem Urin ausgeschieden, ehe es zu gesundheitlichen Beschwerden kommt.

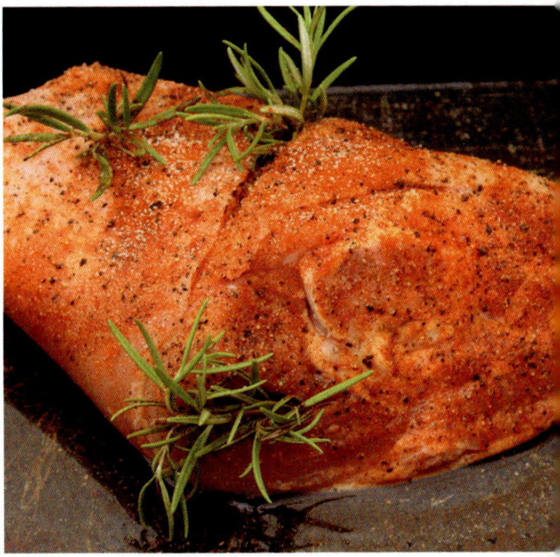

Reich an Vitamin B_1, Schweinefleisch

- **Vorkommen:** Vitamin B_1 ist am meisten enthalten in Zucchini, Erbsen, Linsen, Weizenkeimlingen, Vollkornprodukten, Sonnenblumenkernen, Kartoffeln, Grünkohl, ungeschältem Reis, Erdnüssen, Trockenhefe, Schweinefleisch.

Vitamin B_2 (Riboflavin)

- **Wirkung im Organismus:** Wie auch sein Verwandter, das Vitamin B_1, nimmt das Vitamin B_2 im Organismus eine wichtige Rolle bei der Energiegewinnung aus der Nahrung ein. Allerdings trägt es nicht nur zum Abbau von Kohlenhydraten bei, sondern ist darüber hinaus auch noch an der Umsetzung von Fetten und Eiweißen in Energie beteiligt. Hohe Konzentrationen des Vitamins B_2 wurden auch im Auge entdeckt. Ohne den exakten Wirkungsmechanismus bislang enträtselt zu haben, wird vermutet, dass es – ähnlich dem Vitamin A – am Dämmerungssehen beteiligt ist.

Außerdem unterstützt Vitamin B_2 die Bildung und den Abbau roter Blutkörperchen, unterstützt die Leber beim Entgiften des Organismus und sorgt für den Aufbau der Schutzschicht, welche die Nervenfasern umhüllt (Myelin).

- **Tagesbedarf:** Natürlich variiert auch der Bedarf an Vitamin B_2 individuell, dennoch können folgende Empfehlungen der Deutschen Gesellschaft für Ernährung als Richtwerte einer angemessenen Tagesdosis dienen. So sollten Kinder ab 4 Jahren 0,8-1,4 mg Vitamin B_2 zu sich nehmen. Jugendliche und Erwachsene benötigen 1,2-1,5 mg und schwangere oder stillende Frauen brauchen sogar 1,5-1,6 mg. Zur Orientierung: eine kleine Schüssel Cornflakes (90 g) deckt den Tagesbedarf an Vitamin B_2 eines Erwachsenen. Doch es gibt auch Situationen, in denen die alleinige Zufuhr von Vitamin B_2 über die Nahrung nicht ausreicht. Insbesondere wenn es um die Unterstützung unserer Augen und die Sehkraft geht, kann es sinnvoll sein, die Vitamin-B_2-Zufuhr z.B. mittels geeigneter Präparate zur Nahrungsergänzung anzukurbeln. Vor allem die Kombination mit Lutein und Selen hat sich hier bewährt.

- **Unterdosierung:** Bei normaler Ernährung treten keine Mangelerscheinungen auf. Allerdings kann es bei Schwangeren und Alkoholkranken zu Mangelerscheinungen kommen, die sich in Exanthemen, Hautrissen (insbesondere an den Lippen bzw. im Mundwinkel, Cheilosis) und Lichtüberempfindlichkeit äußern. Diese Hypovitaminose heißt Ariboflavinose. Zur Früherkennung eines Riboflavin-Mangels kann der EGRAC bestimmt werden. In der Migräne-Forschung wird vermutet, dass Migräne-Patien-

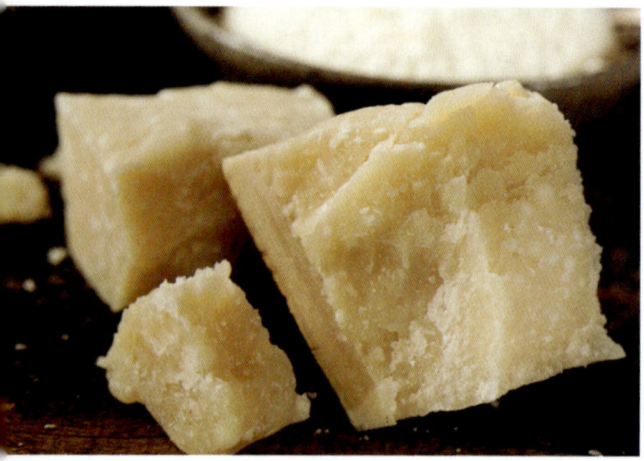

Reich an Vitamin B_2, Parmesankäse

ten an einer Unterversorgung des Hirnstoffwechsels mit Riboflavin leiden können, der durch die Zuführung von entsprechend mehr Vitamin B_2 behoben oder gelindert werden kann.
Der EGRAC-Test erlaubt eine objektive Aussage über den Ernährungszustand des Menschen bei Feld- und Therapiestudien über Erkrankungen durch Mangelernährung. Eine Mangelernährung lässt sich quantifizieren, weil der Riboflavin- und der FAD-Spiegel mit dem Ernährungszustand korrelieren. Riboflavin kommt vor allem in hochwertigen Nahrungsmitteln wie Fleisch oder Getreidekeimlingen vor und ist bei Mangel- oder Unterernährung erniedrigt. Der Anteil an Holo-Glutathionreduktase an der Total-Glutathionreduktase korreliert ebenfalls mit dem FAD-Spiegel. Bei der Beurteilung einer Mangelernährung ist das Körpergewicht und der Gesamteindruck der betroffenen Person nicht alleine ausreichend und kann fehlinterpretiert werden.

- **Überdosierung:** Überdosierungen sind beim Menschen nicht bekannt. Die Toxizität von B_2 ist sehr gering. Für gewöhnlich wird, wie bei anderen wasserlöslichen Vitaminen auch, vom Körper nicht benötigtes bzw. resorbierbares Riboflavin mit dem Urin wieder ausgeschieden, der dann eine starke gelbe Färbung aufweist.

- **Vorkommen:** In Brokkoli, Spinat, Voll- und Buttermilch, Schweine- und Rinderleber, Hering, Vollkornprodukten, Bier- und Trockenhefe, Eiern, Käse, Weizenkeimen, Kalbfleisch.

Niacin

- **Wirkung im Organismus:** Ähnlich wie andere Vitamine aus der Gruppe des B-Komplexes ist Niacin im Organismus maßgeblich an der Energieumsetzung beteiligt. Gleichzeitig stabilisiert es den Kreislauf und den Blutdruck, senkt erhöhte Blutfettwerte, unterstützt die Funktion des Nervensystems, reguliert die Verdauung und sorgt

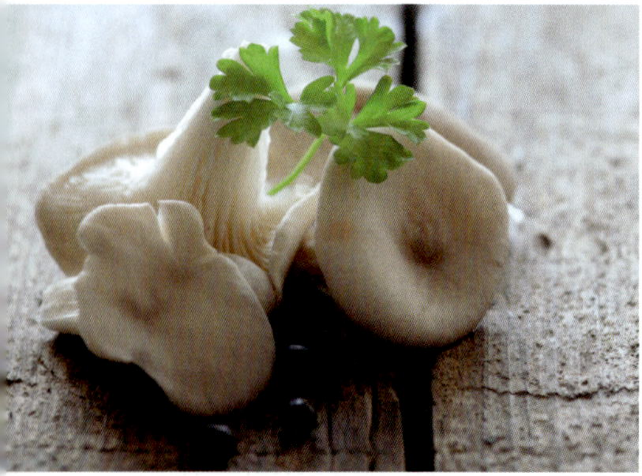

Reich an Niacin, Austernpilze

für gesunde Haut und Schleimhäute. Außerdem unterstützt es den Aufbau der Zellen, dringt in sie ein und kann dort Schäden an der Erbsubstanz reparieren.

- **Tagesbedarf:** Der tägliche Nicotinsäure-Bedarf des Körpers hängt vom Energiebedarf ab. Im Durchschnitt benötigt der erwachsene Körper etwa 6,6 Milligramm Niacin, um eine Energiemenge von 1000 Kilokalorien für seine Zellen, Gewebe und Organe zu erzeugen. Damit beträgt der Bedarf für Frauen 13 bis 15 mg Nicotinsäure pro Tag, für Männer 15 bis 20 mg pro Tag. Für Kinder werden 5 bis 6 mg und für stillende Frauen etwa 20 mg empfohlen.

- **Unterdosierung:** Appetitlosigkeit, Übelkeit mit Erbrechen, Verdauungsstörungen wie Durchfall oder Verstopfung, Erkrankungen der Haut (Pellagra), entzündete und geschwollene Zunge, Schwindelanfälle, Kopfschmerzen, psychische Störungen bis hin zu Depressionen, Nervenbeschwerden, Entzündungen der Magenschleimhaut, Muskelzucken, Schlaflosigkeit, Gedächtnisschwäche.

- **Überdosierung:** Hautirritationen mit Brennen und Jucken, Gefäßerweiterungen, Kopfschmerzen. Diese Beschwerden wurden bislang allerdings nur selten bei einer Niacinzufuhr von mehr als 100 Milligramm beobachtet.

- **Vorkommen:** Niacin ist in Lebensmitteln zum Teil direkt vorhanden, kann aber auch im Körper aus der Aminosäure Tryptophan hergestellt werden, die ebenfalls mit der Nahrung aufgenommen wird. Das Vitamin bzw. der Grundstoff Tryptophan für die Herstellung sind reichlich vorhanden in magerem Rind- und Schweinefleisch,

Innereien wie Nieren, Herz und Leber, Sardinen, Makrelen, Brathuhn, Erbsen, Aprikosen, Weizenkeimen, Pilzen, Erdnüssen, Hefe und Kaffee. Beim Rösten der Kaffeebohnen nimmt der Niacingehalt sogar noch zu, so dass in jeder Tasse Kaffee bis zu 2 Milligramm enthalten sind.

Pantothensäure

- **Wirkung im Organismus:** Auch die Pantothensäure gehört zu den Vitaminen des B-Komplexes. Mit Unterstützung des Vitamins B_6 wird im Organismus in einer Reihe chemischer Reaktionen aus der Pantothensäure das Coenzym A hergestellt. Dieses greift in den Abbau von Fetten, Kohlenhydraten, Eiweißen sowie Aminosäuren zur Energiegewinnung ein und ist maßgeblich beteiligt an der Produktion des Farbstoffes der Haare, weshalb die Pantothensäure früher auch häufig als „Anti-graue-Haare-Faktor“ bezeichnet wurde. Gleichzeitig regt es den Stoffwechsel in der Haut an und fördert auf diese Weise das Haarwachstum. In den Schleimhäuten führt dies zu einer verstärkten Immunfunktion, um Krankheitserreger abzuwehren.
  Auch im Nervensystem spielt das Coenzym A eine bedeutende Rolle, indem es Grundstoff für den Aufbau der Substanz Acetylcholin ist. Diese ist dafür zuständig, Nervenreize zwischen den Enden zweier Nervenbahnen auf chemische Weise zu übertragen. Entlang der Nervenbahnen werden Reize in Form minimaler elektrischer Impulse weitergeleitet.

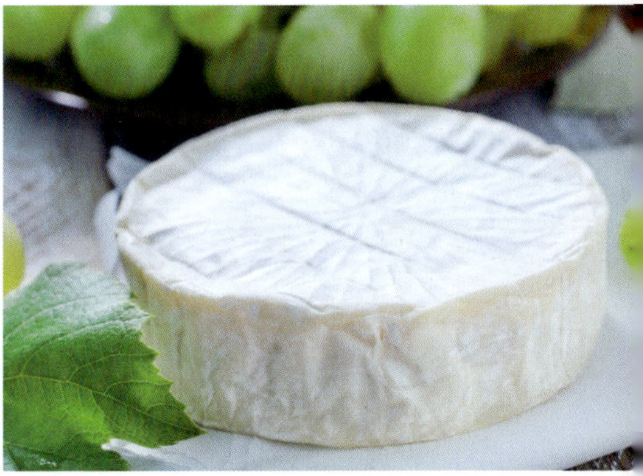

Reich an Phantothensäure, Camembert

Gelangen diese an das Ende einer Nervenbahn, wird dort Acetylcholin freigesetzt, das den Spalt zwischen zwei Nervenenden durchwandert, am Beginn der gegenüberliegenden Nervenbahn andockt und dort wieder einen neuen elektrischen Impuls zur Weiterleitung auslöst.
Pantothensäure unterstützt außerdem die Ausscheidung von Giftstoffen aus dem Organismus und ist an der Bildung von Hormonen und von Farbstoffen für das Blut und die Muskeln beteiligt.

- **Tagesbedarf:** Der Bedarf von 6 mg/Tag wird für gewöhnlich über normale Ernährung gedeckt. Eine Unterversorgung ist sehr selten, kann aber beispielsweise im Zusammenhang mit Darmerkrankungen, Alkoholmissbrauch oder chronischen Entzündungen auftreten.

- **Unterdosierung:** Ein isolierter Mangel an Pantothensäure als Hypovitaminose ist selten; vielmehr fehlen dem Körper meist auch andere Vitamine der B-Gruppe. Ein Mangel kann zu Müdigkeit, Schlaflosigkeit, Depressionen, tauben oder schmerzenden Muskeln, Anämie, Immunschwäche und Magenschmerzen führen. Das sogenannte Burning-Feet-Syndrom (burning feet = brennende Füße) tritt nach einem drei- bis viermonatigen Pantothensäuremangel auf. Die Krankheitserscheinungen sind zuerst Kribbeln und Taubheit in den Zehen, gefolgt von Brennen und Stechen in den Füßen. Diese Beschwerden werden von psychischen und neurologischen Erscheinungen wie Muskelverspannung oder Nervenreizzuständen begleitet. Bekannt wurde das Syndrom während des Zweiten Weltkrieges bei Kriegsgefangenen in Burma, auf den Philippinen und in Japan, die an Pantothensäuremangel litten.

- **Überdosierung:** Bei monatelanger Einnahme von deutlich über 10 g Pantothensäure pro Tag kann es als Hypervitaminose zu leichten Darmstörungen kommen, bei Überdosierungen um mehr als das Tausendfache der Maximalempfehlung zu gastrointestinalen Störungen oder Durchfall. Außerdem können Gefäßerweiterungen bzw. fehlerhafte Gefäßneubildungen resultieren.

- **Vorkommen:** Hering, Rinder- und Hühnerleber, Champignons, Blumenkohl, Wassermelone, Eier, Brokkoli, Lachs, Käse, Hühnerfleisch und Mais.

Vitamin B_6 (Pyridoxin)

- **Wirkung im Organismus:** Vitamin B_6 spielt eine wichtige Rolle bei der Bildung des Vitamins Niacin aus der Aminosäure Tryptophan. Aber damit nicht genug. Bis heute sind mehr als 60 chemische Prozesse im Organismus bekannt, bei denen Vitamin B_6 die Bildung körpereigenen Eiweißes unterstützt. Mit der Nahrung aufgenommenes Eiweiß wird im Laufe der Verdauung als erstes in seine Grundbausteine, die Aminosäuren, abgebaut. Aus diesen wird im zweiten Schritt dann das für den Körper wichtige und von ihm verwertbare Eiweiß hergestellt. Diese lebensnotwendigen Vorgänge wären ohne das Mitwirken von Vitamin B_6 nicht möglich. Außerdem beruhigt und stabilisiert Vitamin B_6 das Nervensystem, unterstützt die Abwehrkräfte und regt die Bildung des roten Blutfarbstoffes (Hämoglobin) an.

  Besonders wichtig ist das Vitamin B_6 auch während der Schwangerschaft, der Kindheit und Jugend, da es das Zellwachstum steuert und anregt.

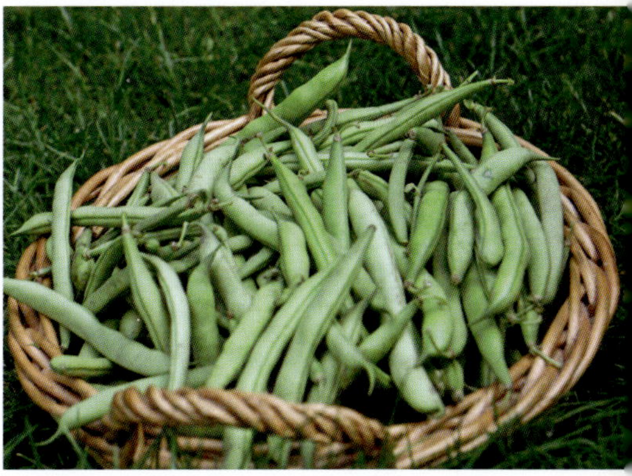

Reich an Vitamin-B_6, grüne Bohnen

- **Tagesbedarf:** Da Vitamin B_6 im Aminosäurestoffwechsel seine Wirkungen entfaltet, ist der Bedarf vom zugeführten Protein abhängig. Die Deutsche Gesellschaft für Ernährung

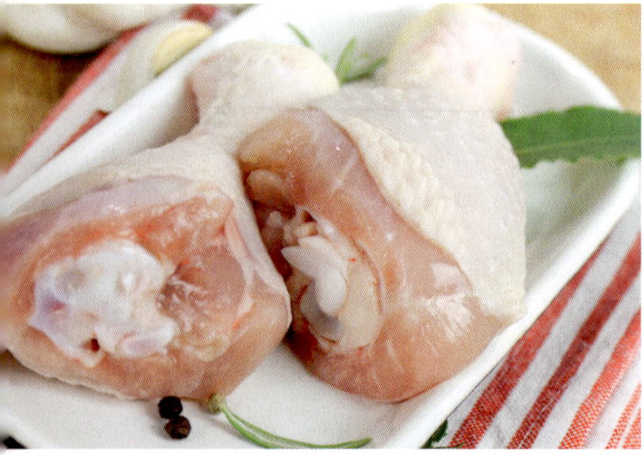

Reich an Vitamin-B_6, Huhn

(DGE) empfiehlt eine Dosis von 0,02 mg/g Protein. Das würde für Männer einen Bedarf von 1,8 mg und 1,6 mg für Frauen bedeuten. Bei übermäßiger Proteinzufuhr nimmt man an, dass der Bedarf durch die angegebene Menge nicht gedeckt werden kann. Je mehr Eiweiß der Körper aufnimmt, desto mehr Vitamin B_6 benötigt er. In diesen Fällen erhöht sich der Bedarf an Vitamin B_6 – eine zusätzliche Zufuhr mittels der geeigneten Nahrungsergänzung sollte also besonders überdacht werden: Schwangerschaft, Stillzeit, Einnahme der Anti-Baby-Pille (mit Östrogenen), häufiger Kraftsport und häufiger Alkoholkonsum.

- **Unterdosierung:** Weil in fast allen Nahrungsmitteln Vitamin B_6 vorkommt, sind Mangelerscheinungen selten. Sie treten meistens gemeinsam mit einem Mangel eines anderen wasserlöslichen Vitamins auf und haben folgende Anzeichen: Appetitverlust, Durchfall und Erbrechen. Dermatitis, Wachstumsstörungen und Anämien. Degeneration der peripheren Nerven mit Paralyse und afferenter Ataxie, das heißt, Wahrnehmungen des Körpers werden nicht mehr an das Gehirn weitergeleitet, sodass dieses die notwendigen Bewegungsabläufe des Körpers nicht mehr richtig steuern kann. Krampfzustände in unregelmäßigen Intervallen. Mikrozytäre, hypochrome Anämie (Störung der Häm-Biosynthese). Seborrhoe-ähnliche Zerstörungen um Augen, Nase und Mund (T-Zone). Cheilosis und Glossitis . Angststörungen.

- **Überdosierung:** Chronische Hypervitaminose tritt erst durch tägliche Zufuhr von mehr als 500 mg auf. Diese Dosis kann nicht durch natürliche Zufuhr erreicht werden, sondern nur durch Supplementation.

Sie führte bei einer geringen Anzahl von Fällen zu Neurotoxizität und Photosensitivität. Die Neurotoxizität hat eine periphere, sensorische Neuropathie mit ataktischen Gangstörungen, Reflexausfällen und Störungen des Tast-, Vibrations- und Temperaturempfindens zur Folge. Auch das Auftreten einer Dermatitis, wie die Acne medicamentosa, ist beschrieben. Bei Säuglingen führt ein Gramm Pyridoxin pro Tag zu Tachykardie, peripheren Durchblutungsstörungen und Areflexie. Diese Beschwerden verschwinden nach Absetzen des Pyridoxins weitgehend. Eine Studie von 2002 mit 12 Probanden berichtete, dass bei der täglichen Einnahme von 250 mg Pyridoxin vor dem Schlafengehen sich nach drei Tagen ein stärkeres Traumerleben einstellte.

- **Vorkommen:** in Blumenkohl, Brokkoli, grünen Bohnen, Bananen, Rosenkohl, Tomaten, Kohlrabi, Porree, Paprika, Feldsalat, Vollkornprodukten, Weizenkeimen, Hefe, Sojabohnen, Sardinen, Lachs, Geflügel, Naturreis, Linsen, Avocados, Hefe, Kalbsleber, Rind- und Schweinefleisch.

Folsäure

- **Wirkung im Organismus:** Folsäure hat während der Schwangerschaft eine wichtige Funktion bei der normalen und gesunden Entwicklung des Ungeborenen. Sie regt die Zellteilung an, indem sie maßgeblich an der Bildung von Nucleinsäuren in den Zellkernen, den Trägern der Erbinformationen, beteiligt ist. Auf diese Weise fördert sie das Wachstum der Leibesfrucht.

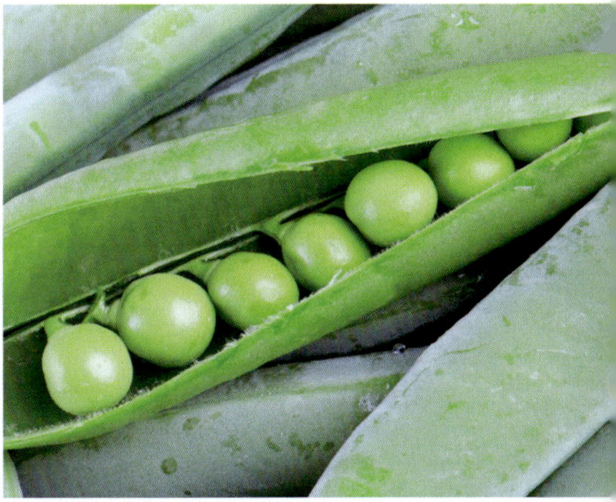

Reich an Folsäure, grüne Erbsen

Darüber hinaus unterstützt Folsäure – zusammen mit dem Vitamin B_{12} – die Reifung der roten Blutkörperchen im Knochenmark.

- **Tagesbedarf:** Der gesunde Erwachsene braucht in etwa 440 µg (µg = 1/1 000 000 g) Folsäure am Tag. Schwangere haben einen deutlich höheren Bedarf von etwa 600 µg.
- **Unterdosierung:** Fehlgeburten (Früh- und Totgeburten) oder Geburten mit Missbildungen wie offener Rücken, Unfruchtbarkeit bei Mann und Frau, Verdauungsstörungen, Blutarmut, Entzündungen der Schleimhäute, Zungenbrennen, Mangel an weißen Blutkörperchen.
- **Überdosierung:** Bei sehr hohen Dosen Depressionen, Hautallergien, Schlaflosigkeit, innere Unruhe.
- **Vorkommen:** In Linsen, Erbsen, Bohnen, Kopfsalat, Blumenkohl, Rosenkohl, Chinakohl, Wirsing, Spargel, Brokkoli, Tomaten, Spinat, Endiviensalat, Vollkornprodukten, Weizenkeimen, Eiern, Rinder- und Schweineleber, Geflügel, Käse, Hefe.

Vitamin B_{12} (Cobalamin)

- **Wirkung im Organismus:** Als einziges bekanntes Vitamin kann B_{12} von keinem höheren Lebewesen selbst gebildet werden. Es wird ausschließlich von nieder entwickelten Mikroorganismen gebildet, wie sie zum Beispiel bei der Gärung von Sauerkraut oder im tierischen bzw. menschlichen Magen-Darm-Trakt vorliegen. Auch Bakterien im Dickdarm des Menschen stellen Vitamin B_{12} her, allerdings kann es nicht in den Körper aufgenommen werden, da dafür in diesem

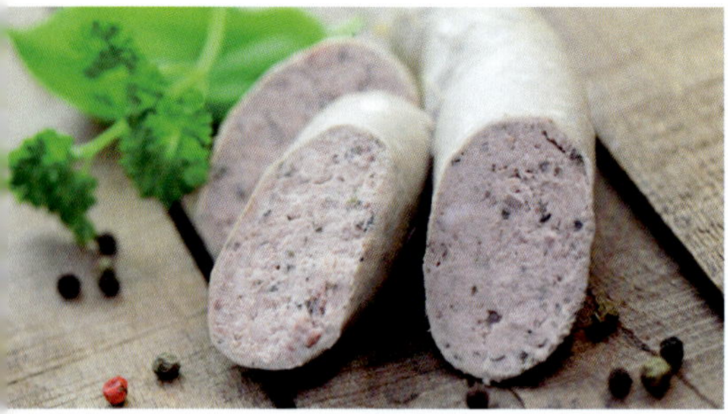

Reich an Vitamin B12, Kalbsleberwurst

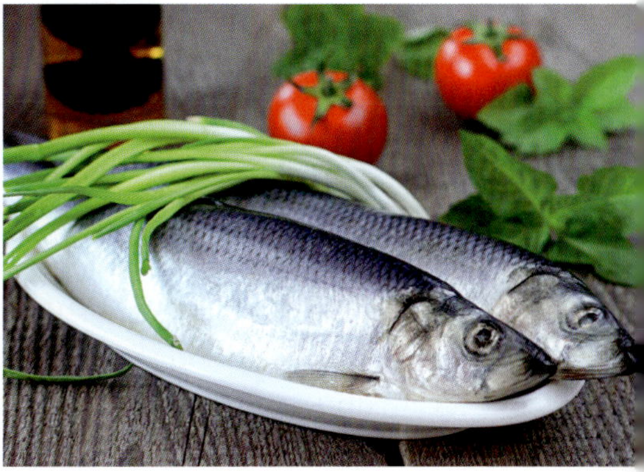
Reich an Vitamin B_{12}, Hering

Darmabschnitt eine wichtige Eiweiß-Substanz, der so genannte Intrinsic-Faktor, fehlt. Vitamin B_{12} muss deshalb unbedingt mit der Nahrung zugeführt werden, damit es in einem höheren Darmabschnitt, dem Dünndarm, verwertet werden kann. Dort ist der Intrinsic-Faktor vorhanden, der in der Magenschleimhaut gebildet wird.

Vitamin B_{12} kommt eine Schlüsselrolle bei der Blutbildung im Organismus zu, indem es die Aktivität der Folsäure reguliert und Wachstum sowie Reifung roter Blutkörperchen im Knochenmark unterstützt. Darüber hinaus regt es Zellteilung und -wachstum an, unter anderem auch im Nervensystem zur Bildung neuen Nervengewebes.

- **Tagesbedarf:** Ein gesunder Erwachsener benötigt täglich rund 3 µg (Mikrogramm) Vitamin B_{12}. Diese Menge können Sie aufnehmen, indem Sie beispielsweise 100 g Seelachs oder 100 g Schweinefleisch verzehren. Beachten sie aber, dass einige Personen ein Mehr an Vitamin B_{12} benötigen. Ein erhöhter Tagesbedarf an Vitamin B_{12} besteht insbesondere bei: Vegetariern und Veganern. Bei Menschen mit Gastritis und anderen Magen-Darm-Erkrankungen (Entzündungen, Krebs).Bei Einnahme von Medikamenten wie Antacida oder Protonenpumpen-Hemmer. Bei Stress. Bei starker körperlicher Belastung. Bei Schwangerschaft und Stillzeit. Nach überstandener Krankheit. Bei älteren Menschen. In diesen Fällen kann die Zufuhr von Vitamin B_{12} mittels optimal dosierten Vitalstoffpräparaten einem Mangel vorbeugen.

- **Unterversorgung:** Bei einem Mangel an Vitamin B_{12} kann es zur perniziösen Anämie (Perniziosa), einer Erkrankung des Blutes, und zur

funikulären Myelose kommen. In den letzten Jahren mehrten sich zudem die Hinweise auf einen möglichen Zusammenhang zwischen einem Vitamin-B_{12}-Mangel und anderen Krankheitsbildern wie z. B. Demenz und Neuropathien. Grundsätzlich sind niedrige Vitamin-B_{12}-Konzentrationen im Blutserum bei älteren Menschen häufiger zu beobachten.
Ein Mangel kann durch unzureichende Zufuhr mit der Nahrung oder durch unzureichende Resorption verursacht werden. Bei mangelhafter Aufnahmefähigkeit im Magen-Darm-Trakt fehlt dem Organismus im Magensaft der intrinsische Faktor, ein Glykoprotein, das von den Belegzellen des Magens produziert wird und für die Vitamin-B_{12}-Aufnahme unabdingbar ist. Der intrinsische Faktor bindet Cobalamin in einem vor Verdauungsenzymen geschützten Komplex und ermöglicht so den Transport in die Darmzellen, von wo aus Vitamin B_{12} über Bindung an weitere Proteine (Transcobalamine) in die äußeren Gewebe gelangt. Die ersten Anzeichen von Vitamin-B_{12}-Unterversorgung bei erwachsenen Personen können Kribbeln und Kältegefühl in Händen und Füßen, Erschöpfung und Schwächegefühl, Konzentrationsstörungen und sogar Psychosen sein.

- **Überdosierung:** Nur in seltenen Fällen bei sehr hoher Zufuhr Hautveränderungen wie Akne oder die Verschlechterung bereits vorliegender Schuppenflechte.

- **Vorkommen:** In Sauerkraut, Bier, Hering, Makrelen, Hühnerleber, Hasen- und Kaninchenfleisch, Rindernieren, Kalbs- und Schweineleber, Hammelnieren und -leber.

Orthosäure

- **Wirkung im Organismus:** Orthosäure zählt zu den Pseudovitaminen, da sie normalerweise im Körper in ausreichender Menge hergestellt wird. Sie verzögert den Alterungsprozess der Organe und unterstützt die Arbeit der Leber bei der Herstellung verschiedener Nucleinsäuren. Außerdem fördert sie die Ausscheidung von Harnsäure über die Nieren und wird deshalb zur Vorbeugung und Behandlung von Gicht empfohlen.

- **Tagesbedarf:** Ist nicht exakt festgelegt; man geht von 1 Gramm aus; wasserlöslich.
- **Unterdosierung:** Konzentrationsprobleme, Gedächtnisschwierigkeiten, sind aber nur in Ausnahmefällen auf einen Orthosäuremangel zurückzuführen.
- **Überdosierung:** Symptome sind noch nicht bekannt.
- **Vorkommen:** In Molke, Milch, Hefe, Wurzelgemüse.

Inositol

- **Wirkung im Organismus:** An Inositol scheiden sich die Geister: Während manche Wissenschaftler davon überzeugt sind, dass es zu den echten Vitaminen gehört, verweisen andere es in das Reich der Pseudovitamine. Im Organismus ist es am Abbau von Fetten und Cholesterin während des Stoffwechsels beteiligt, regt den Haarwuchs an, trägt aber auch zum Aufbau des Knochenmark und zur Bildung der Spermien bei.
- **Tagesbedarf:** Ist noch nicht exakt festgelegt; man geht von 3 Gramm aus; wasserlöslich.

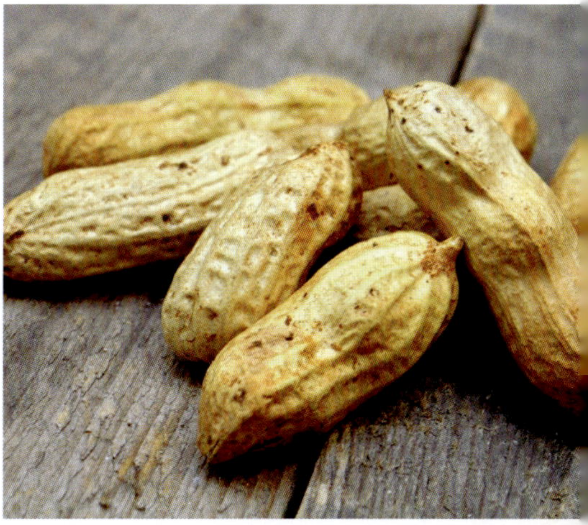

Reich an Inositol, Erdnüsse

- **Unterdosierung:** Verdauungsbeschwerden, gesteigerte Nervosität, depressive Zustände, Schlaflosigkeit, Kreislaufprobleme, Sehschwäche.
- **Vorkommen:** In Rinderhirn und -herz, Milch, Rind- und Schweinefleisch, Innereien, Weizenkeimen, Vollkornprodukten, Erdnüssen, allen Kohlsorten.
- **Überdosierung:** Symptome sind noch nicht bekannt.

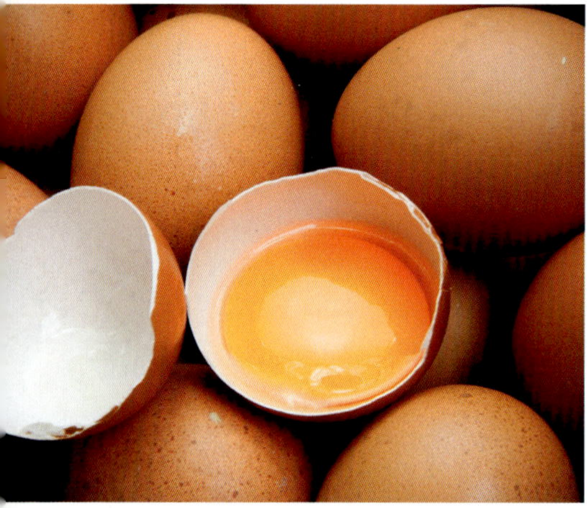

Reich an Cholin, Eigelb

Cholin

- **Wirkung im Organismus:** Zählt wie Inositol und Orthosäure zu den umstrittenen Vitaminen, da es ebenfalls im menschlichen Organismus gebildet werden kann – vermutlich aber nicht in ausreichender Menge, so dass noch eine zusätzliche Aufnahme über die Nahrung notwendig ist. Cholin arbeitet mit Inositol zusammen und schützt die Gefäße vor Arteriosklerose, indem es den Cholesterinabbau anregt. Unterstützt darüber hinaus die Leber beim Abbau von Fetten.
- **Tagesbedarf:** Der tägliche Bedarf liegt bei drei bis vier Gramm. Wer unter massivem psychischen Stress steht (Konflikte, Probleme, Kummer, Sorgen, Leistungsdruck usw.) braucht bis zum Doppelten dieser Werte, um Gehirn und Nerven leistungsfähig zu halten.
- **Unterversorgung:** Lebererkrankungen wie Fettleber und – im fortgeschrittenen Stadium – Leberzirrhose, Gefäßverkalkung, Herz-

Kreislauf-Erkrankungen, Konzentrationsschwierigkeiten, Verdauungsprobleme.

- **Überdosierung:** Noch keine Symptome bekannt.
- **Vorkommen:** in Eigelb, grünem Blattgemüse, Weizenkeimen, Hefe, Leber, Herz, Hirn.

PABA (Paraaminobenzoesäure)

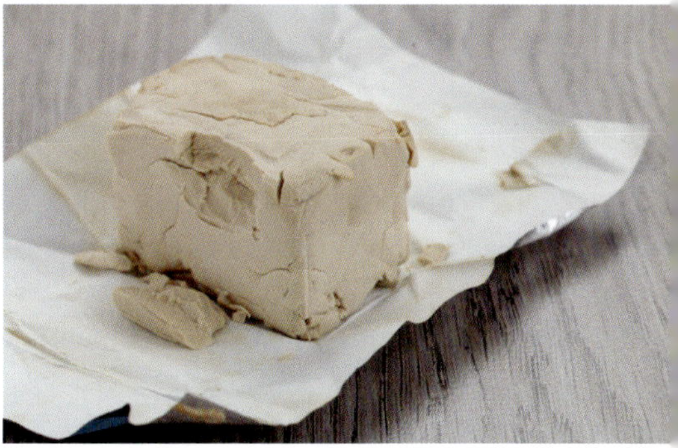

Reich an PABA, Hefe

- **Wirkung im Organismus:** Wird, auch wenn die Vitamineigenschaft nicht unumstritten ist, der Gruppe der B-Vitamine zugeordnet. Seine Wirkung entfaltet PABA überwiegend beim Aufbau der Haarfarbe und beugt somit vorzeitigem Ergrauen vor. Außerdem unterstützt sie die Regeneration der Haut und verhindert die Faltenbildung. Andere Untersuchungen weisen aber darauf hin, dass PABA auch beim Abbau von Eiweißen im Stoffwechsel beteiligt ist sowie im Darm die Bildung von Folsäure unterstützt.
- **Tagesbedarf:** 500–1.000 mg.
- **Unterdosierung:** Hautleiden wie Ekzeme, rissige Haut, Haarausfall, gesteigerte Nervosität, Verdauungsprobleme.
- **Überdosierung:** Vermutlich Übelkeit mit Erbrechen, ist aber noch nicht hinreichend erforscht.
- **Vorkommen:** In Vollkornprodukten, Naturreis, Bierhefe, Leber, Niere, Weizenkeimen.

Biotin

- **Wirkung im Organismus:** Wie der Name schon andeutet, ist Biotin eine biologisch hochwirksame und lebensnotwendige Substanz (Bio <griech.> = Leben). Der Organismus benötigt dieses Vitamin aus der B-Gruppe, um Kohlenhydrate und Fette aus der Nahrung in ihre Bausteine aufzuspalten und daraus wiederum bestimmte körpereigene Eiweißstoffe und Fettsäuren zu bilden. Diese kommen vor allem dem Aufbau von Haut, Haaren und Fingernägeln zugute. Deshalb äußert sich ein Biotin-Mangel auch in erster Linie dort. Er kann zum Beispiel entstehen, wenn zuviel rohes Eiklar gegessen wird. Das enthält die Substanz Avidin, die Biotin bindet und für den Organismus damit unverwertbar macht. Beim Erhitzen und Kochen der Eier wird Avidin allerdings unwirksam. Biotin unterstützt außerdem Vitamin K bei seiner Funktion für die Blutgerinnung.
- **Tagesbedarf:** Der tägliche Bedarf liegt bei drei bis vier Gramm. Wer unter massivem psychischen Stress steht (Konflikte, Probleme, Kummer, Sorgen, Leistungsdruck usw.) braucht bis zum Doppelten dieser Werte, um Gehirn und Nerven leistungsfähig zu halten.
- **Unterdosierung:** Entzündete, schuppende und trockene Haut, Müdigkeit, Abgeschlagenheit, Muskelschmerzen, Haarausfall, Appetitlosigkeit, erhöhte Nervosität, Gemütsschwankungen bis hin zu Depressionen.

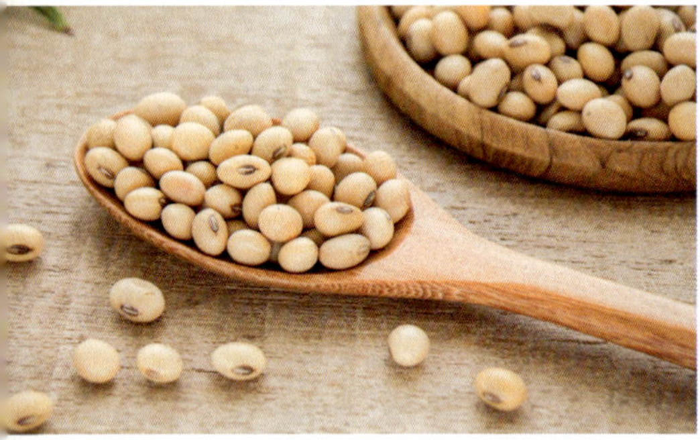

Reich an Biotin, Sojabohnen

- **Überdosierung:** Bei einer Überdosierung von Biotin sind bislang noch keine Symptome aufgetreten.
- **Vorkommen:** In Innereien von Kalb, Rind, Schwein und Hammel,

Naturreis, Linsen, Sojabohnen, Tomaten, Haferflocken, Nüssen, Hefe, Eigelb, Milch.

Vitamin C (Ascorbinsäure)

- **Wirkung im Organismus:** Zusammen mit den Vitaminen A, beziehungsweise seiner Vorstufe Beta-Karotin, und E gehört Vitamin C zu den tragenden Säulen beim Schutz gegen Herzinfarkt und Krebs. Über diese spezielle Schutzfunktion hinaus stärkt Vitamin C auch ganz allgemein das Abwehrsystem für seinen Kampf gegen Krankheitserreger, unter anderem auch gegen Erkältungsviren. Greifen Viren den Organismus an, benötigt er vermehrt Interferon. Diese Eiweiß-Substanz schützt die Zellen davor, dass die Aggressoren in sie eindringen und sich dort vermehren können. Vitamin C fördert die Herstellung von Interferon im Körper.
  Aber der „Star“ unter den Vitaminen kann noch viel mehr: Er fördert die Heilung von Wunden und die Bildung von Narben. Würde Vitamin C fehlen, wäre keine Narbenbildung möglich. Es ist außerdem wichtig für die Herstellung und Erhaltung von Bindegewebe, Knorpel und Knochen. Knochenbrüche heilen unter dem Einfluss von Vitamin C, weil es den Aufbau von Kollagen anregt.
  Darüber hinaus kommt Vitamin C auch eine vorbeugende Wirkung gegen Karies zu, indem es zur Härtung der Zähne beiträgt und die Einlagerung von Calcium in die Zahnsubstanz fördert. Im Magen hemmt Vitamin C die Bildung krebserregender Nitrosamine, im

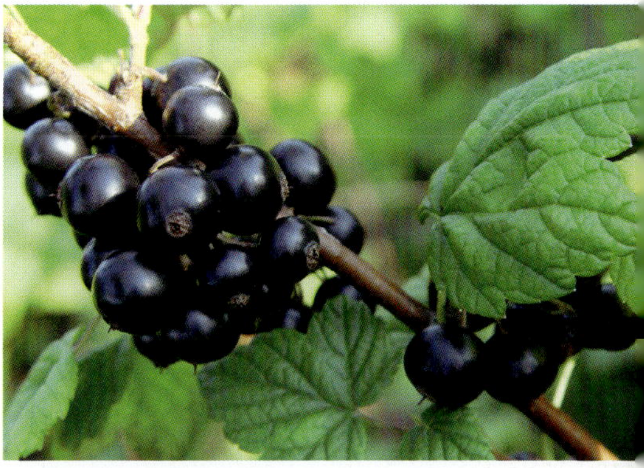

Reich an Vitamin C, schwarze Johannisbeeren

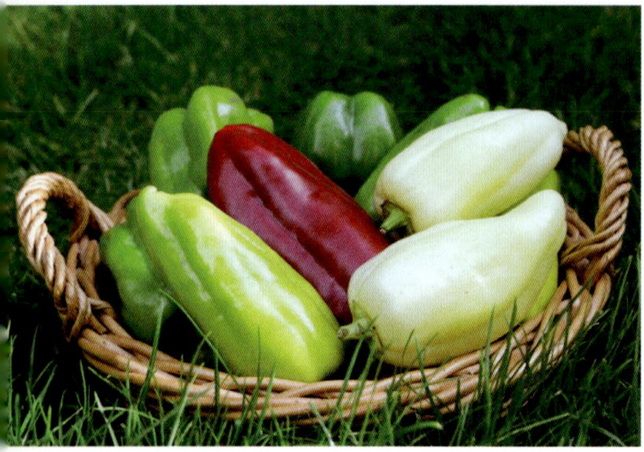

Reich an Vitamin C, Paprika

Darm erleichtert es die Aufnahme von Eisen aus pflanzlichen Lebensmitteln. Jüngste Untersuchungen haben sogar Hinweise ergeben, dass Vitamin C dazu in der Lage ist, feste Kalkablagerungen, die Ursache für Arteriosklerose sind, an den Gefäßinnenwänden aufzuweichen und abzubauen.

- **Tagesbedarf:** Ein Erwachsener benötigt täglich rund 100 mg Vitamin C. Diese Menge nehmen Sie zu sich, wenn Sie etwa 300 ml frisch gepressten Orangensaft trinken. Doch Vorsicht! Schwangere und Stillende haben einen erhöhten Vitamin-C-Bedarf. Dasselbe gilt auch für Menschen, die häufig unter Stress stehen, sich unausgewogen ernähren oder Nikotin und Alkohol konsumieren – denn dann wird das Immunsystem geschwächt. Und Vitamin C ist für eine starke Abwehr das A & O.

- **Unterdosierung:** Verminderte Belastungsfähigkeit, Erschöpfungszustände, anhaltende Müdigkeit, allgemeine Immunschwäche mit gesteigerter Infektanfälligkeit, verzögerte Wundheilung, erhöhte Blutungsneigung der Haut, der Schleimhäute des Zahnfleisches und der Muskeln.

- **Überdosierung:** Übelkeit mit Erbrechen, Durchfall, Hautausschlag. Ein Zuviel an Vitamin C wird normalerweise mit dem Urin und dem Stuhlgang ausgeschieden. Sehr hohe Dosen von Vitamin C können in seltenen Fällen die Oxalsäurekonzentration erhöhen und damit zur Bildung von Harn- und Nierensteinen beitragen. Personen, die in dieser Hinsicht gefährdet sind, sollten mit höheren Dosen vorsichtig sein.

- **Vorkommen:** In Zitrusfrüchten, schwarzen Johannisbeeren, Hagebutten, Sanddorn, Erdbeeren, Kiwi, Papaya, Nektarinen, Brokkoli, Kohlrabi, Blumenkohl, Rosenkohl, Weiß- und Rotkraut, Wirsing, Kartoffeln, Spinat, Paprika, Feldsalat.

Vitamin D (Calciferol)

- **Wirkung im Organismus:** Vitamin D ist das „Sonnenvitamin". Wer konsequent die Sonne meidet, um Hautkrebs vorzubeugen, hat ein erhöhtes Risiko, an Brust- oder Darmkrebs zu erkranken. Das stellten Ärzte in Meadow Vista, Kalifornien, fest. Der Grund dafür ist eine verminderte Produktion von Vitamin D im Organismus, das unter dem Einfluss von Sonnenlicht gebildet wird. Die Bausteine für Vitamin D lagern in der Haut und können erst unter Einwirkung ultravioletter Strahlen verwertet werden. Vitamin D hemmt das Wachstum von Brust- und Darmkrebszellen. Wer regelmäßig und maßvoll in der Sonne badet (je nach Jahreszeit sind zwei- bis dreimal zehn Minuten pro Woche ausreichend), kann dieses Krebsrisiko um zwei Drittel senken. Wichtig dabei allerdings ist, sich unter keinen Umständen einen Sonnenbrand zu holen, was wiederum die Hautkrebsentstehung fördern würde.
  Gleichzeitig sorgt Vitamin D für ein stabiles Knochengerüst und gesunde Zähne, indem es die Aufnahme der dafür unbedingt notwendigen Substanzen Calcium und Phosphor im Darm unterstützt und deren Einlagerung in die Knochen- und Zahnsubstanz fördert.

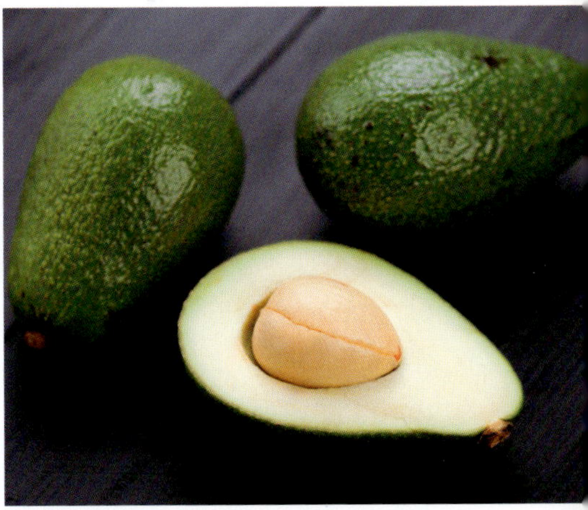

Reich an Vitamin D, Avocado

- **Tagesbedarf:** Menschen, die sich täglich im Freien aufhalten, decken ihren Vitamin-D-Tagesbedarf durch die Einwirkung der UV-Strahlen der Sonne. 80 Prozent der benötigten Tagesdosis stellt der Organismus selbstständig durch den Effekt der Sonnenstrahlen her. Nur zehn bis 20 Prozent nimmt der Mensch an Vitamin D durch die Nahrung auf. Seit 2012 gelten folgende Empfehlungen für die tägliche Zufuhr an Vitamin D, wenn die Produktion durch fehlendes Sonnenlicht stockt: Säuglinge im Alter von null bis zwölf Monaten zehn Mikrogramm, Kinder von einem bis 15 Jahren 20 Mikrogramm, Erwachsene von 15 bis 65 Jahren 20 Mikrogramm, Schwangere und Stillende 20 Mikrogramm und Erwachsene über 65 Jahre 20 Mikrogramm.

- **Unterdosierung:** Bekannteste Mangelerscheinung ist die Knochenkrankheit Rachitis, bei der es allmählich zur „Knochenerweichung" bei Kindern kommt. Bei Erwachsenen führt ein Mangel an Vitamin D ebenfalls zur Knochenerweichung (Osteomalazie) und fördert die Entstehung von Knochenschwund (Osteoporose). Darüber hinaus können erhöhte Anfälligkeit für Infektionen und Muskelschwäche auftreten.

- **Überdosierung:** Nierensteine und Nierenfunktionsstörungen, Übelkeit mit Erbrechen, Durchfall, Abgeschlagenheit und erhöhte Brüchigkeit der Knochen. So wie Vitamin D in der richtigen Dosierung dafür sorgt, dass Calcium in das Knochengerüst eingelagert wird, löst es Calcium bei Überdosierung wieder heraus. Ab einer Zufuhr von etwa der zehnfachen Tagesdosis können bereits Vergiftungserscheinungen auftreten. Über die Nahrung wird das zwar niemals erreicht, jedoch ist bei Vitaminpräparaten – vor allem bei älteren Menschen – Vorsicht geboten.

- **Vorkommen:** Neben seiner Bildung im Organismus kann Vitamin D auch über die Nahrung zugeführt und im Darm aufgenommen werden. Es ist reichlich enthalten in Rotbarsch, Hering, geräuchertem Aal, Bückling, Lebertran, Eidotter und Avocados.

Vitamin E (Tocopherol)

- **Wirkung im Organismus:** Vitamin E schützt andere Vitamine, aber auch die Körperzellen vor Schäden durch den Angriff Freier Radikale. Außerdem sorgt es dafür, dass das Blut flüssig bleibt und nicht verklumpt. Es verhindert Ablagerungen an den Gefäßinnenwänden und wirkt damit Arteriosklerose entgegen, hemmt im Körper Entzündungen (zum Beispiel bei Rheuma) und verlangsamt das Altern der Haut. Darüber hinaus unterstützt es den Transport lebenswichtigen Sauerstoffs in jede einzelne Körperzelle.

- **Tagesbedarf:** Die empfohlene Tagesdosis für Erwachsene liegt im Bereich zwischen 12 und 15mg Vitamin E. Der Bedarf erhöht sich zum Beispiel bei Nikotinkonsum, Stress oder Immunschwäche.

- **Unterdosierung:** Tritt bei einem gesunden Menschen, der sich normal ernährt, nicht auf. Vitamin E wird vom Organismus in großer Menge im Fettgewebe gespeichert und bei Bedarf wieder freigesetzt. Zu einem Defizit kann es lediglich kommen, wenn die Vitamin-E-Aufnahme während der Verdauung im Dünndarm krankhaft gestört ist. Es äußert sich dann durch Verdauungsbeschwerden, Störungen im Nervensystem und beim Aufbau von Muskelgewebe.

- **Überdosierung:** Eine Überdosierung von Vitamin E über die Nahrung ist normalerweise nicht möglich. Denkbar wäre eine Überdosierung, wenn jemand über sehr lange Zeit Nahrungsergänzungsmittel mit hohen Vitamin-E-Dosen zu sich nehmen würde. Bedenklich ist eine erhöhte Vitamin-E-Zufuhr möglicherweise für Menschen

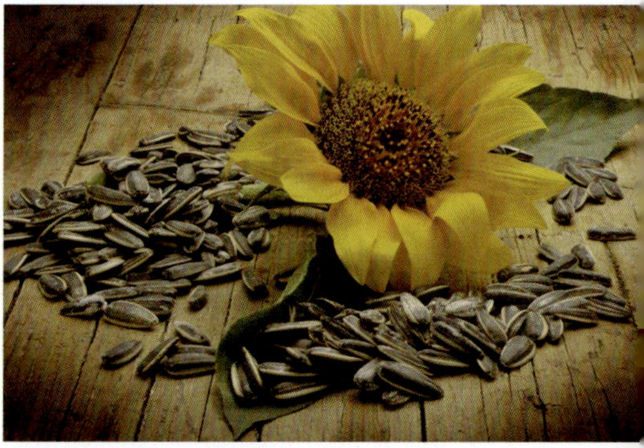

Reich an Vitamin E, Sonnenblumenkerne

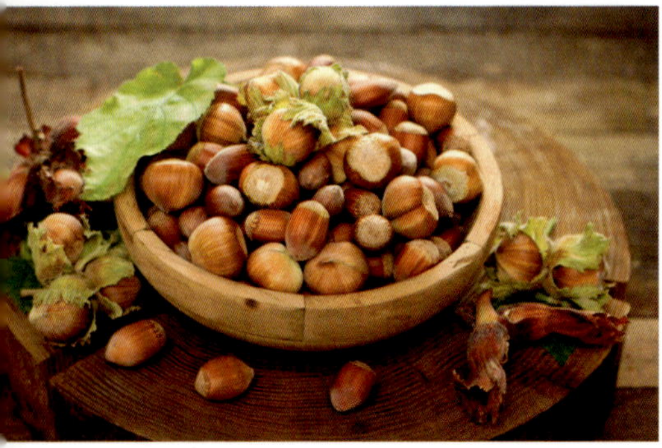
Reich an Vitamin E, Haselnüsse

mit Blutgerinnungsstörungen und für solche, die Medikamente zur Blutverdünnung einnehmen. Denn bei zu viel Vitamin E steigt eventuell das Blutungsrisiko. Mögliche Nebenwirkungen einer Überdosierung: Bei längerfristiger Einnahme hoher Vitamin-E-Dosen können unter Umständen Magen-Darm-Probleme oder Beschwerden wie Müdigkeit und Muskelschwäche auftreten. Außerdem beeinflusst zu viel Vitamin E nicht nur die Vitamin K, sondern auch die Vitamin A Aufnahme in den Körper. Fachleute empfehlen daher, die jeweiligen Höchstwerte pro Tag nicht zu überschreiten.
Wichtiger Hinweis: Lassen Sie sich vom Arzt oder Apotheker beraten, bevor Sie zu Vitaminpräparaten greifen. Nicht immer ist eine Nahrungsergänzung sinnvoll. Eine Überdosierung oder falsche Kombination von Präparaten könnte womöglich mehr schaden als nutzen. Für Schwangere gelten die Empfehlungen des Frauenarztes.

- **Vorkommen:** In Pflanzenölen und -fetten, Margarine, Makrelen, Sojabohnen, Mandeln, Walnüssen, Lebertran, Sonnenblumenkernen.

Vitamin K (Phyllochinon)

- **Wirkung im Organismus:** Vitamin K steuert und reguliert die Bildung von Blutgerinnungsfaktoren. Sie sorgen dafür, dass bei Wunden die Blutungen zum Stillstand kommen. Wären sie nicht vorhanden, bestünde selbst bei kleinsten Verletzungen Verblutungsgefahr. Außerdem unterstützt Vitamin K den Aufbau von Bindegewebe und sorgt zusammen mit Vitamin D für die Einlagerung von Calcium in die Knochen.

- **Tagesbedarf:** Die Deutsche Gesellschaft für Ernährung empfiehlt: Mindestens 65 µg für Frauen und 80 µg für Männer tgl. und für Kinder 1 µg/kg Körpergewicht tgl. Dies genügt, um Gerinnungsfaktoren in der Leber zu aktivieren, nicht jedoch für die darüber hinausgehenden Funktionen. Da gestillte Säuglinge dem (seltenen) Risiko eines klinisch relevanten Vitamin-K-Mangels mit der Gefahr gefährlicher Hirnblutungen ausgesetzt sind, wird eine Vitamin-K-Prophylaxe in den meisten Ländern der Welt empfohlen. In Deutschland wird sie zumeist oral mit 3 × 2 mg zur Geburt, nach ca. 1 Woche und nach ca. 4 bis 6 Wochen dosiert. In anderen Ländern gibt es andere Dosisschemata.

- **Unterdosierung:** Vitamin K wird – neben der Aufnahme mit der Nahrung – im Darm von Coli-Bakterien normalerweise in ausreichender Menge gebildet. Die Produktion kann allerdings gestört sein, wenn als Nebenwirkung einer Antibiotika-Einnahme die vitaminbildende Funktion der Coli-Bakterien beeinträchtigt ist. Dann kann es zu schlechter Wundheilung und spontanen Blutungen, zum Beispiel aus der Nase, ohne äußerlichen Anlass kommen. In schlimmeren Fällen können auch innere Blutungen in Organen, an den Schleimhäuten oder in der Augennetzhaut auftreten. Frauen leiden bei einem Vitamin-K-Mangel häufig auch unter sehr starken Monatsblutungen.

- **Vorkommen:** In Weizenkeimen, Sojabohnen, Spinat, allen Kohlarten, Sauerkraut, Rind- und Geflügelfleisch, insbesondere Herz, Schweineleber, Lebertran, Sonnenblumenöl, Eigelb.

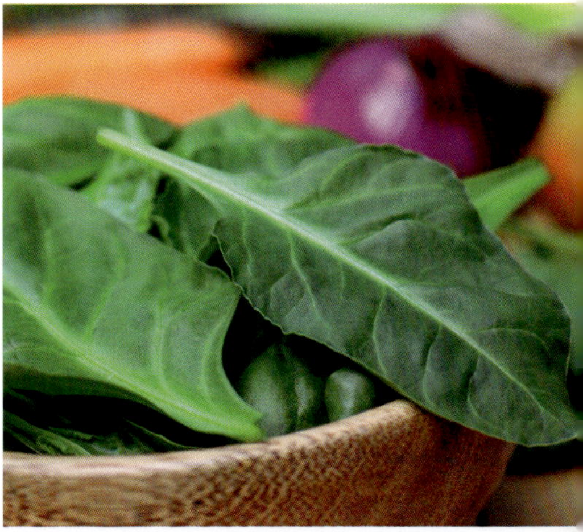

Reich an Vitamin K, Spinat

- **Überdosierung:** Vitamin K ist auch in hohen Dosen nicht toxisch. Es gibt keine Vitamin-K-Hypervitaminose, wenn man von der Substitutionsbehandlung beim Neugeborenen absieht: Hier kann Vitamin K in hohen Dosen eine Hämolyse auslösen, weil beim Neugeborenen der noch wenig entwickelte Glucuronidierungsmechanismus durch Vitamin K so sehr in Anspruch genommen wird, dass Bilirubin nicht mehr ausreichend glucuronidiert werden kann und somit eine Ausscheidungsstörung für Bilirubin auftritt (Neugeborenenikterus), der sich pathologisch ausweiten kann.

Vitamin Q10 (Coenzym Q10/Ubichinon)

- **Wirkung im Organismus:** Coenzym Q10 gehört zu den Pseudovitaminen, da es sowohl im Körper hergestellt als auch über die Nahrung aufgenommen wird. Es ist ein wesentlicher Faktor für die Umwandlung von Nahrungsenergie in Bewegungsenergie und trägt zur Bildung von 95 Prozent der für die Zellatmung und den Zellstoffwechsel notwendigen Energie bei. Schon bei einem Mangel von 25 Prozent Coenzym Q10 kann die Leistungsfähigkeit des gesamten Organismus beeinträchtigt sein. Am meisten Coenzym Q10 ist im Herzmuskel enthalten. Ein Mangel kann dort zu einer verschlechterten bis stark eingeschränkten Herztätigkeit führen.

- **Tagesbedarf:** Über die Nahrung nimmt ein Mensch täglich etwa drei bis fünf Milligramm des Coenzyms auf, was nicht zwingend notwendig ist. Bei seltenem erhöhtem Q10-Bedarf kann eine Nahrungsergänzung helfen, einen Mangel zu vermeiden oder auszugleichen. Für einen Erwachsenen beträgt die von den meisten Wissenschaftlern in solch einem Fall empfohlene Dosierung von Q10 als Nahrungsergänzung 30–200 mg pro Tag. Das Bundesamt für Verbraucherschutz und Lebensmittelsicherheit hat verfügt, dass in Deutschland Nahrungs-

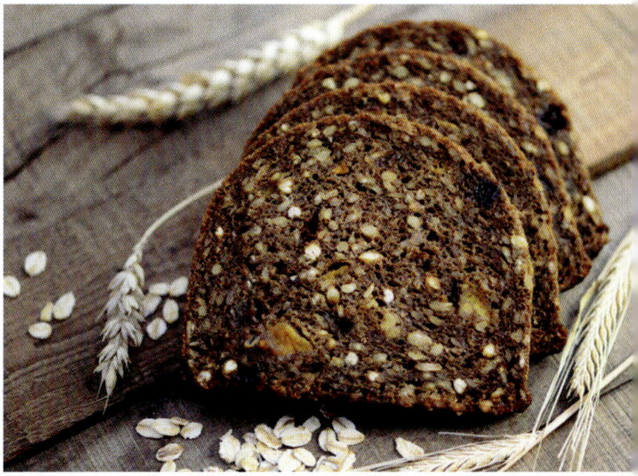

Reich an Vitamin Q10, Vollkornbrot

ergänzungsmittel in Kapselform mit Q10 nur in Verkehr gebracht werden dürfen, wenn „die tägliche Verzehrsmenge von 100 mg Coenzym Q10 bei einer Verzehrsempfehlung von einer Kapsel pro Tag nicht überschritten wird" und die Kennzeichnung vor dem Verzehr durch Schwangere, Stillende, Kinder und Jugendliche unter 18 Jahren warnt. Da die Produktion von Coenzym Q10 im menschlichen Organismus ab dem 40. bis 50. Lebensjahr nachlässt, kann die zusätzliche Versorgung mit Präparaten dann sinnvoll sein.

- **Unterdosierung:** Ein permanenter Q10-Mangel kommt selten vor. Man findet ihn gehäuft bei Patienten mit Myopathien. Da die an der Biosynthese von Q10 beteiligten Enzyme noch nicht alle bekannt sind, ist es ohne weiteres möglich, dass Mutationen in einem der betroffenen Gene noch nicht identifiziert sind.
  Eine Möglichkeit für temporären Q10-Mangel stellt die Medikation mit Statinen dar, wobei durch die Hemmung der HMG-CoA-Reduktase die Ausgangsstoffe für die Biosynthese von Q10 verringert werden, was zu einem Rückgang der Plasmawerte führt. Über die Verfügbarkeit von Q10 im Muskel ist dagegen nichts bekannt, ebenso wenig wie über eine Wirksamkeit von erhöhter Zufuhr.

- **Überdosierung:** Bei einer Überdosierung wurden Symptome noch nicht beobachtet.

- **Vorkommen:** Allgemein in Fleisch – insbesondere in Herz und Leber – sowie Fisch, Vollkornprodukten.

Sind Vitaminpräparate sinnvoll?

Die Regale in den Apotheken, Reformhäusern, Drogerie- und sogar Supermärkten sind voll davon: Vitaminpräparate, die ohne Verschreibung durch den Arzt frei gekauft werden können. Es gibt sie als Brausetabletten, Dragees, Kapseln, Säfte, Tropfen, Kau- oder Lutschbonbons. Selbst den Variationen der Inhaltsstoffe zueinander sind keine Grenzen gesetzt. Multivitaminpräparate, die außer den verschiedenen Vitaminen manchmal auch noch Mineralstoffe und Spurenelemente enthalten, werden neben so genannten Monopräparaten mit nur einem einzigen Inhaltsstoff angeboten.

Doch wirken diese Mittel, die industriell hergestellt sind, ebenso gut wie natürliche, mit der Nahrung aufgenommene Vitamine?

Die chemische Struktur der in Präparaten enthaltenen Vitamine ist mit der natürlicher Vitamine absolut identisch. Und in der Tat scheinen künstlich hergestellte Vitamine ebenso wirksam zu sein wie ihre natürlichen Geschwister.

Eine Ausnahme macht jedoch das Vitamin E. Synthetisch hergestelltes Vitamin E, das von seinem molekularen Aufbau exakt dem natürlichen Vitamin E gleicht, wird vom Körper bei weitem nicht so gut aufgenommen wie die Naturform. Um mit synthetischem Vitamin E die gleiche Wirksamkeit wie mit natürlichem im Organismus zu erzielen, müsste die Dosis wesentlich erhöht werden. Die meisten Hersteller sind deshalb dazu übergegangen, für Vitamin-E-Präparate Pflanzenöle, wie zum Beispiel aus Weizenkeimen, als Basis zu verwenden. Das Vitamin E wird aus diesem Grundstoff gewonnen und so verarbei-

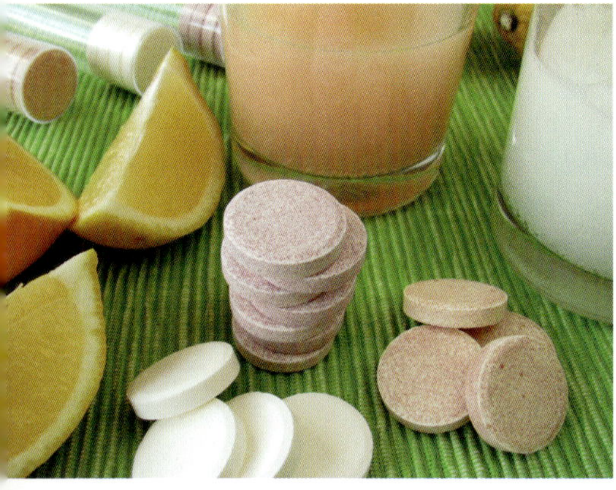

Vitamintabletten

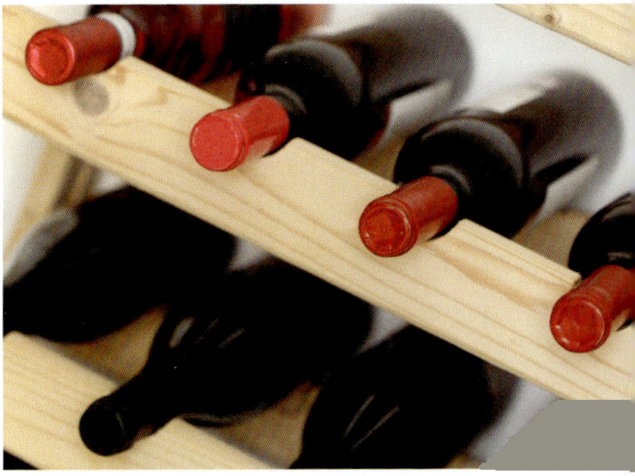

Reich an Flavonoiden, Rotwein

tet, dass es in Kapseln angeboten werden kann. Beim Kauf eines Vitamin-E-Präparates empfiehlt es sich deshalb, darauf zu achten, dass es aus natürlichen Ausgangsstoffen hergestellt wurde.

Verschiedene Methoden der Bearbeitung von Nahrungsmitteln, zum Beispiel das Erhitzen zur Haltbarmachung, lange Transportwege vom Erzeuger zum Verbraucher oder Umwelteinwirkungen können jedoch dazu beitragen, dass der natürliche Vitamingehalt reduziert wird. Die ausreichende Versorgung mit Vitaminen über die Nahrung ist damit nicht immer garantiert. Grundsätzlich kann deshalb festgestellt werden, dass es keine Einwände gegen die Einnahme von Vitaminpräparaten zur Vorbeugung gegen Krankheiten gibt, solange die Dosierung nicht aus dem Rahmen fällt. Die in den Präparaten vorliegende Konzentration der einzelnen Vitamine sollte das Zehnfache der täglich empfohlenen Menge nicht überschreiten, da es sonst zu unangenehmen Nebenwirkungen bis hin zu schwerwiegenden Gesundheitsschäden kommen könnte.

Eine Sonderstellung kommt hierbei auch wieder dem Vitamin E zu. Viele im Handel erhältliche Präparate übersteigen die empfohlene Tagesdosis um weit mehr als das Zehnfache – nämlich bis zu 200 Milligramm und darüber.

Das liegt daran, dass die Empfehlungen für die tägliche Zufuhr sich nach dem richten, was unbedingt notwendig ist, um Mangelerscheinungen zu vermeiden, und gleichzeitig einen sehr großen Sicherheitsabstand zu der Grenze einhalten, ab der mit Nebenwirkungen zu rechnen ist. Eingehende Beobachtungen in der Praxis und langjährige Erfahrung haben jedoch ergeben, dass auch mehr als das Zehnfache über der

Tagesempfehlung liegende Konzentrationen von Vitamin E noch keine schädlichen Wirkungen zeigen, so dass man ohne Befürchtungen die höhere Dosis einnehmen kann.

Allgemein empfiehlt es sich, Vitaminpräparate zu oder nach den Mahlzeiten einzunehmen. Damit ist gewährleistet, dass für wasserlösliche Vitamine genügend Flüssigkeit über die Getränke zugeführt wird und gleichzeitig Fett, das der Körper benötigt, um fettlösliche Vitamine aufzunehmen. Außerdem sind in der Nahrung die von den Kritikern der Präparate angeführten zusätzlichen Stoffe enthalten, die für die Verwertung der Vitamine im Organismus notwendig sind, zum Beispiel die für Vitamine äußerst wichtigen Pflanzenfarbstoffe, so genannte Flavonoide. Sie können nämlich die Vitamine C und E regenerieren und deren Wirkung im Organismus 20- bis 50-fach verstärken. Flavonoide sind reichlich enthalten in Kräuter-Tees, Säften aus Früchten und Beeren, Zwiebeln, Eintopfgerichten, Rotwein oder nach dem Reinheitsgebot gebrautem Pils.

Eine zeitlich möglichst gleichmäßige Vitaminversorgung erzielt man, wenn die Vitamine nicht auf einmal, sondern über den Tag verteilt eingenommen werden. Gerade die wasserlöslichen Vitamine, die der Körper nicht speichern kann, werden schon innerhalb weniger Stunden nach der Zufuhr mit dem Urin wieder ausgeschieden. Erfolgt die Einnahme am frühen Morgen, kann schon ab Mittag nichts mehr davon vorhanden sein.

Was also sollte dagegen sprechen, Vitaminpräparate zu sich zu nehmen? Solange die Dosis nicht überzogen wird, können sie auf keinen Fall schaden, sondern nur nützen, indem sie Krankheiten vorbeugen. Das gilt insbesondere für Personengruppen, die einen erhöhten Vitaminbedarf haben (siehe die entsprechenden Abschnitte). Bei ihnen kann die notwendige Vitaminversorgung wegen des gesteigerten Bedarfs nur in seltenen Fällen über die Nahrung zufriedenstellend gedeckt werden, so dass eine Zufuhr von außen sogar notwendig wird. Bestehen Zweifel oder in besonderen Situationen, zum Beispiel wenn es um die Einnahme von Vitaminpräparaten während der Schwangerschaft geht, sollte aber trotzdem zuvor mit dem Arzt darüber gesprochen werden.

Vitamine sind äußerst empfindlich

Fast alle Vitamine sind, was äußere Einflüsse betrifft, äußerst empfindlich und gehen entsprechend schnell zugrunde. Ganz besonders trifft das auf Vitamin C zu. Ein Beispiel: Bei normaler Lagerung (Zimmertemperatur) von frischem Blattspinat sind nach zwei Tagen 79 Prozent des darin enthaltenen Vitamin C verschwunden. Bei grünen Erbsen sind es 36 Prozent und bei Blumenkohl 26 Prozent. Bremsen kann diesen Vorgang am besten Kälte: Bei vier Grad beträgt der Verlust im Spinat „nur noch" 33 Prozent, in Erbsen 10 Prozent, im Blumenkohl 8 Prozent. Tiefgekühlt auf minus 18 Grad wird der Vitaminschwund sogar völlig gestoppt. Aus diesem Grund sind Tiefkühlprodukte manchmal von ihrem Vitamingehalt her sogar wertvoller als Frischware. Während frisches Gemüse oft Tage für den Weg vom Erzeuger bis in den Handel braucht und während des Transports nicht immer eine ausreichende Kühlung gewährleistet ist, beziehen viele Hersteller von Tiefkühlprodukten ihre Ware von vertraglich gebundenen Landwirten aus der Region. Nicht selten wird das Gemüse noch am Tag der Ernte verarbeitet und tiefgefroren – der Vitaminverlust bleibt dabei minimal.

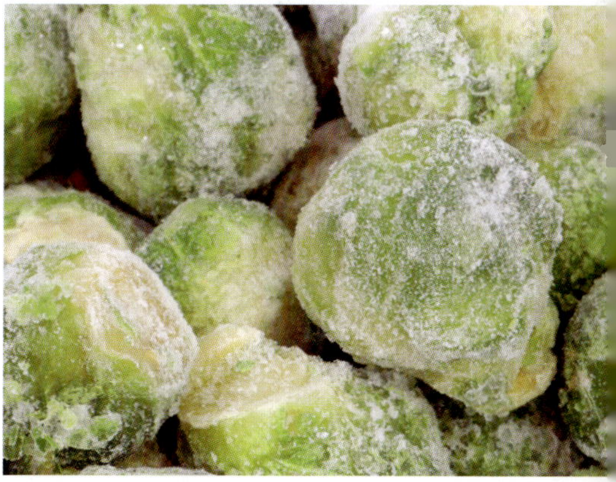

Tiefgefrorener Rosenkohl

Aber auch beim Kochen verringert sich der Vitamingehalt. Die Vitamine werden beim Erhitzen zum Teil zerstört oder lösen sich durch dabei verwendetes Wasser und Fett aus den Lebensmitteln –

beim fettlöslichen Vitamin A kann der Verlust bis zu 30 Prozent betragen. Gemüse, das unter Zugabe von Wasser gedünstet wird, verfügt ebenfalls bei weitem nicht mehr über seinen vollen Gehalt an Vitaminen. Und das betrifft nicht nur Vitamin C, von dem beim Kochen bis zu 80 Prozent verloren gehen. Bei der Folsäure sind es sogar bis zu 90 Prozent, bei Vitamin B_2 bis zu 50 Prozent und bei Vitamin B_1 bis zu 30 Prozent. Statt im Gemüse sind die Vitamine jetzt im Wasser gelöst – und können damit trotzdem noch genützt werden, indem zum Beispiel die Brühe für eine Suppe verwendet wird.

So bleiben die Vitamine in Obst und Gemüse erhalten:

- Da man der Ware einen Vitaminverlust nicht ansieht, sollten Sie möglichst Obst und Gemüse der Jahreszeit und aus regionalem Anbau kaufen. Lange Transport- und Lagerzeiten fallen dann meistens weg. So haben etwa im Winter angebotene Erdbeeren meist schon viele zeit- und damit auch vitaminraubende Kilometer hinter sich. Weichen Sie zur Not außerhalb der Saison auf Tiefkühlkost aus.
- Lagern Sie Gemüse und Obst dunkel, trocken und kühl, schützen Sie es vor Wärmeeinwirkung (etwa durch die Heizung) und direkter Sonneneinstrahlung.
- Essen Sie auch Gemüse möglichst oft roh – etwa frischen Krautsalat statt gedünstetes Kraut.
- Legen Sie Gemüse – beispielsweise Salate – zum Frischhalten nicht in Wasser. Es entzieht einen großen Teil der Vitamine. Waschen Sie Obst und Gemüse vor dem Zerkleinern, und zerschneiden oder zerhacken Sie es erst kurz vor dem Verzehr.
- Entfernen Sie von Obst und Gemüse nur, wenn es unbedingt notwendig ist, die Schale. Häufig befinden sich gerade in ihr besonders viele Vitamine.

- Verwenden Sie zur Zubereitung so oft es geht den Dampfkochtopf. Durch den Überdruck werden die Garzeiten verkürzt, was die Vitamine schont.
- Kochen Sie immer nur so viel Gemüse, wie für eine einzelne Mahlzeit benötigt wird. Beim zweiten Aufwärmen werden die nach der ersten Zubereitung verbliebenen Vitamine weiter zerstört. Bereiten Sie außerdem die Speisen so zu, dass sie nicht längere Zeit warm gehalten werden müssen. Auch das schadet den Vitaminen. Lässt sich ein Wiederaufwärmen nicht vermeiden, die Gerichte rasch abkühlen und bis dahin im Kühlschrank aufbewahren.
- Geben Sie zu frischem Obst- oder Gemüsesalat etwas Zitrone. Sie schützt die Vitamine vor dem zerstörerischen Einfluss des in der Luft vorhandenen Sauerstoffs und verhindert damit gleichzeitig, dass die Speisen braun werden.

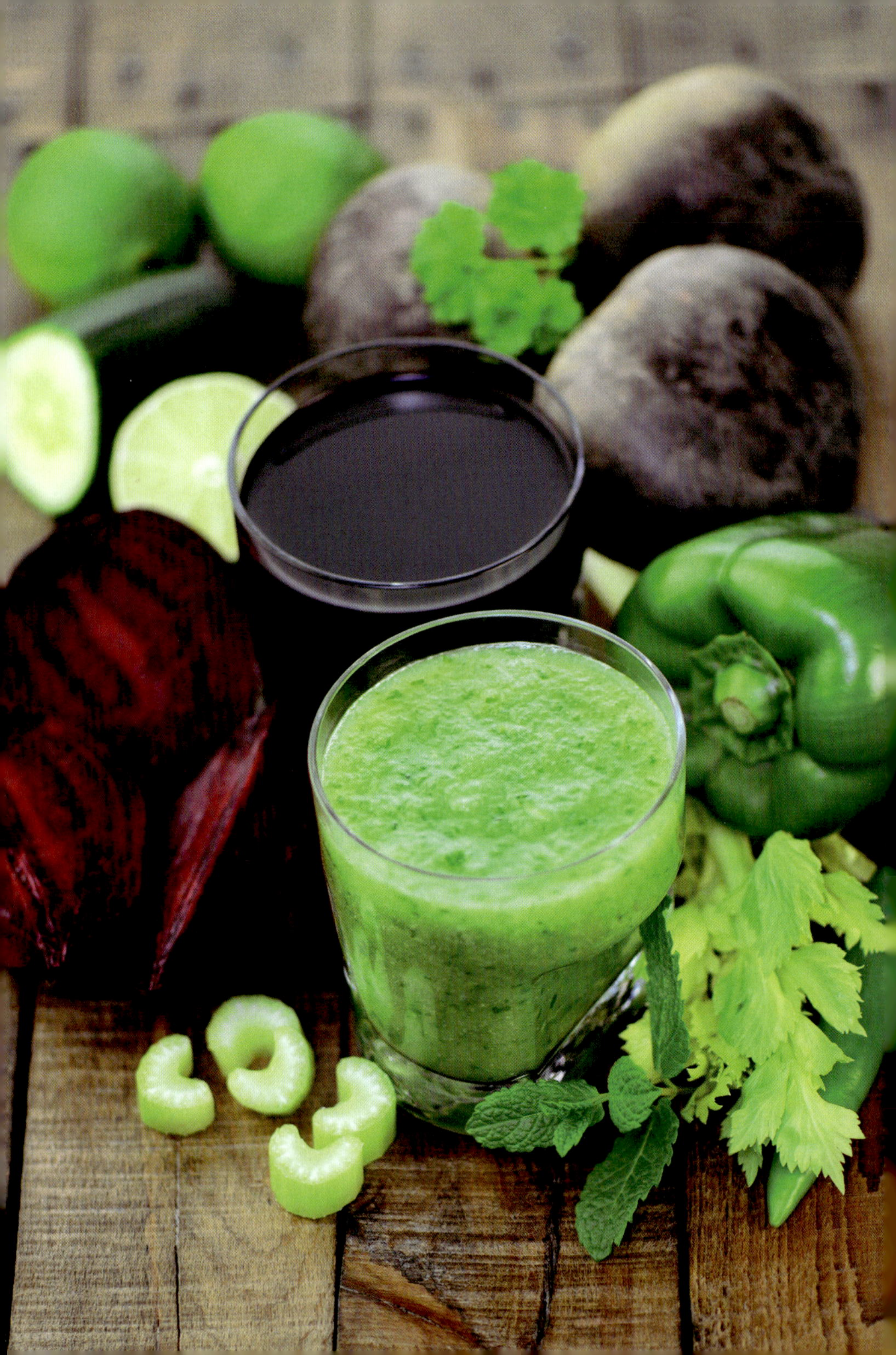

Mineralstoffe

Mineralstoffe – unentbehrlich für jedes Leben

Auch wenn Mineralstoffe nur in kleinen oder kleinsten Mengen im menschlichen Körper vorkommen, sind ihre Auswirkungen auf die Gesundheit und das Wohlbefinden dennoch enorm. Alle Mineralstoffe im menschlichen Körper zusammengerechnet machen etwa fünf Prozent seines Gewichtes aus.

Mineralstoffe sind unter anderem

- Grundsubstanz für den Aufbau von Knochen,
- für den gleichmäßigen Herzschlag zuständig,
- am Aufbau von Enzymen und Eiweißstoffen beteiligt,
- Bestandteil des roten Blutfarbstoffs Hämoglöbin,
- wichtig für die Bildung des Erbgutes,
- für die Regulation des körpereigenen Wasserhaushalts zuständig,
- Schutz vor den schädlichen Auswirkungen von Stress auf das Herz,
- unentbehrliche Stütze des Immunsystems, indem sie zusammen mit der Substanz Properdin im Blut Bakterien so sehr schwächen, dass die Abwehrzellen sie angreifen und unschädlich machen können.

Da der menschliche Organismus Mineralstoffe nicht selbst herstellen kann, ist er darauf angewiesen, sie mit der Nahrung zuzuführen. Pflanzen lösen Mineralstoffe aus dem Boden und nehmen sie über die Wurzeln auf. Diese werden wiederum von Tieren gefressen, so dass der Mensch am Ende der Nahrungskette seinen Mineralstoffbedarf sowohl über tierische als auch pflanzliche Nahrung decken kann. Jedenfalls in der Theorie. Praktisch sieht es leider häufig so aus, dass die Böden infolge intensiver, industrialisierter Landwirtschaft zu sehr ausgelaugt sind, um noch Mineralstoffe in ausreichender Menge an die Pflanzen abgeben zu können. Deshalb empfiehlt es sich häufig, den Mineralstoffbedarf zusätzlich über Präparate zu decken.

Mineralstoffe werden bei der Verdauung im Darm aufgenommen, allerdings nicht in der Menge, wie sie zugeführt werden, sondern in vielen Fällen nur in Bruchteilen davon. Vom gesamten mit der Nahrung aufgenommenen Eisen zum Beispiel nur bis zu zehn Prozent, vom Mangan bis zu fünf Prozent und vom Chrom sogar nur bis zu drei Prozent. Der große Rest wird jeweils ungenutzt wieder ausgeschieden. Gesteuert wird die Aufnahme von Mineralstoffen von der Hirnanhangdrüse, einem etwa walnussgroßen Organ im Gehirn. Liegt dort etwa eine krankhafte Störung vor und gerät der Steuermechanismus aus dem Gleichgewicht, kann das unter anderem auch zu einer gefährlichen Mineralstoffunterversorgung führen.

Anders als die Nährstoffe Eiweiß, Fett und Kohlenhydrate kann der menschliche Organismus jedoch Mineralstoffe nicht verdauen und in Energie umwandeln. Objektiv gesehen handelt es sich dabei um anorganische, also im strengen Sinne „tote" Materie, die dennoch lebensnotwendig ist. Einige Beispiele, wie wichtig Mineralstoffe für unsere Gesundheit sind:

- Schwedische Wissenschaftler, so die Veröffentlichung einer Studie im renommierten „European Journal of Clinic Nutrition", haben festgestellt, dass Eisen die Aufnahme von Cadmium in den Organismus hemmt. Das Umweltgift kann schwere Nierenschäden verursachen und steht sogar im Verdacht, Krebs auszulösen.
- Zwei unabhängig voneinander durchgeführte Untersuchungen der Universitäten Bethesda und Baltimore in den USA haben ergeben, dass mit einer erhöhten Kalzium-Aufnahme während der Schwangerschaft das Risiko von Frühgeburten erheblich gesenkt werden

kann. Bei den dabei beobachteten Schwangeren, die kein zusätzliches Kalzium zu sich nahmen, wurde jedes fünfte Baby zu früh geboren. Wurde Kalzium zugeführt, verringerte sich die Zahl der Frühgeburten auf jedes vierzehnte Kind. Die Endauswertung der Studie ergab, dass bei einer täglichen Aufnahme von 2000 Milligramm Kalzium das Frühgeburt-Risiko fast vollständig ausgeschlossen werden kann.

- Bluthochdruck während der Schwangerschaft, der sich häufig ab der 20. Schwangerschaftswoche einstellt, kann ebenfalls mit Kalzium verhindert werden.

- Ärzte der Harvard-Universität in Cambridge/USA entdeckten, dass der hohe Gehalt von Magnesium und Kalium in Ananas, Orangen, Bananen und Äpfeln hervorragend geeignet ist, überhöhtem Blutdruck vorzubeugen. Sie empfehlen deshalb, zur Vorbeugung gegen Herz-Kreislauf-Erkrankungen, ab dem 40. Lebensjahr täglich reichlich davon zu essen.

- Eine Studie mehrerer englischer Kliniken an insgesamt 2633 Patienten ergab, dass Magnesiummangel Asthma verursachen kann. Fehlt dieser Mineralstoff im Organismus, führt das zu einer Verengung der Atemwege und – bei länger anhaltendem Mangel – schließlich zu Asthma. Umgekehrt, das wurde in der Studie ebenfalls festgestellt, kann plötzliche Atemnot rasch beseitigt werden, wenn der Arzt Injektionen mit Magnesium verabreicht. Zur Vorbeugung sollte deshalb auf eine magnesiumhaltige Ernährung geachtet werden.

- Magnesiummangel kann außerdem auch Migräneanfälle und das damit verbundene „Flimmersehen" – Sternchen und andere geometrische Formen vor den Augen – verursachen. Ein Magnesiummangel im Gehirn führt zu Entzündungen der Nerven im Sehzentrum. Und selbst auf den ersten Blick scheinbar nicht mit Mineralstoffen zusammenhängende Leiden, wie zum Beispiel Schluckbeschwerden, können auf eine Unterversorgung zurückzuführen sein. Fehlen nämlich im Organismus die Spurenelemente Selen, Zink und Kupfer, kann es zu verschiedenen Zahnerkrankungen kommen, deren Folge später Kau- und Schluckstörungen sind.

Lange Zeit vernachlässigte die Wissenschaft die Erforschung der Mineralstoffe. Sie schienen viel zu unwichtig zu sein, als dass man sich eingehend mit ihnen befasste. Während die große Bedeutung der Vitamine schon um die letzte Jahrhundertwende bekannt war und damit auch ihre Erforschung vorangetrieben wurde, befasst man sich eingehend mit den Mineralstoffen erst seit etwa 50 Jahren. Mit dem Ergebnis, dass heute kontinuierlich neue Erkenntnisse über die Salze des Lebens veröffentlicht werden.

Mineralstoffe und Spurenelemente – was ist der Unterschied?

In vielen populären Veröffentlichungen wird häufig zwischen Mineralstoffen und Spurenelementen unterschieden. Diese Gegenüberstellung ist streng genommen nicht richtig, denn Spurenelemente gehören zur großen Gruppe der Mineralstoffe. Statt dessen müsste zwischen Mengenelementen und Spurenelementen eine Trennung vollzogen werden – je nachdem, wie hoch ihre Konzentration im Organismus ist und wie viel davon täglich benötigt wird. Von jedem Mengenelement sind im Körper zwischen 25 und 1000 Gramm vorhanden. Der Tagesbedarf bewegt sich zwischen mehreren hundert Milligramm und einigen Gramm. Spurenelemente hingegen befinden sich im Körper in einer Größenordnung zwischen einem Milligramm und fünf Gramm. Die benötigte tägliche Zufuhr liegt im Bereich von einigen Milligramm und weniger. Zu den Mengenelementen zählen die Mineralstoffe Chlor, Kalium, Kalzium, Magnesium, Natrium, Phosphor, Schwefel.

Zu den Spurenelementen gehören Chrom, Eisen, Fluor, Jod, Kobalt, Kupfer, Mangan, Molybdän, Nickel, Selen, Silizium, Vanadium und Zink. Es liegen im Körper jedoch noch weitere Spurenelemente vor, deren Bedeutung noch nicht so weit erforscht ist, um einstufen zu können, wie wichtig sie für den Organismus sind. Darunter befindet sich auch das Spurenelement Arsen, das in großen Mengen ab etwa 100 Milligramm ein absolut tödliches Gift ist. Es gibt jedoch auch Hinweise dafür, dass Arsen in winzigen Mengen wichtige Aufgaben bei der Bildung von Enzymen und Eiweißkörpern übernimmt.

Eisenmangel – besonders häufig trifft es Frauen

Hinter großer Abgespanntheit, Konzentrationsschwäche, Lustlosigkeit, Kreislaufbeschwerden, starkem Haarausfall oder häufigen Kopfschmerzen kann sich ein Eisenmangel verbergen. Normalerweise speichert der menschliche Körper zwischen 4000 und 5000 Milligramm von diesem Spurenelement. Drei Viertel davon sind in Form des Blutfarbstoffes Hämoglobin in den roten Blutkörperchen gebunden. Ihre wichtigste Aufgabe ist es, den lebensnotwendigen Sauerstoff in jede einzelne Zelle des Organismus zu befördern. Fehlt das Eisen, dann wird nur noch ungenügend Hämoglobin gebildet, so dass es zu einer Sauerstoffunterversorgung kommt. Die Eisenmangelsymptome treten auf.

Täglich wird etwa ein Milligramm Eisen ausgeschieden, während neues problemlos über die Nahrung wieder aufgenommen wird. Während der Monatsblutung verlieren Frauen mit etwa 50 Millilitern Blut gleichzeitig auch 10 bis 40 Milligramm Eisen. Auch das ist vom Organismus noch ohne weiteres zu verkraften. Bei besonders starken Blutungen kann der Eisenverlust allerdings bis auf bedenkliche 250 Milligramm ansteigen. Besonders viel Eisen benötigen werdende Mütter, die den Mineralstoff während der Schwangerschaft an das Ungeborene abgeben. Deshalb ist es ratsam, hauptsächlich während der zweiten Schwangerschaftshälfte den Organismus zusätzlich zu einer eisenreichen Ernährung auch noch mit Eisenpräparaten zu unterstützen. Damit kann einer Schwangerschafts-Eisenmangelanämie (Blutarmut) und den damit verbundenen Komplikationen vorgebeugt werden: Früh- oder Fehlgeburten, Abwehrschwäche des Babys gegen Infektionen, erhöhte Säuglingssterblichkeit. Schwangere sollten eisenhaltigen Medikamente jedoch nie auf eigene Faust, sondern immer erst nach Rücksprache mit dem Arzt einnehmen. Ansonsten kann einer Eisenmangel-Anämie, unter der im Durchschnitt jede zweite Frau unter 50 Jahren zumindest zeitweise leidet, durch eine entsprechende Ernährung vorgebeugt werden. Besonders eisenhaltig sind Schweine-, Rind- und Kalbfleisch, Kopfsalat, grüne Erbsen, Eierspeisen, Haferflocken, Nüsse und Roggenbrot. Am meisten Eisen enthalten Leber und Nieren, die aber wegen anderer Substanzen, die zum Beispiel die Entstehung von Gicht begünstigen, nicht zu häufig verzehrt werden sollten.

Jod – das Lebensmineral für die Schilddrüse

So klein und unscheinbar sie im gesunden Zustand auch ist, gehört die Schilddrüse dennoch zu den wichtigsten Organen des menschlichen Körpers. Die normalerweise etwa daumengliedgroße Drüse knapp unter dem Kehlkopf stellt verschiedene lebenswichtige Hormone her. Diese kontrollieren und steuern den gesamten Stoffwechsel. Ohne ihren Einfluss würde er völlig stillstehen. Schon geringe Funktionsstörungen der Schilddrüse können erhebliche Beschwerden auslösen. Dabei braucht die Schilddrüse Jod als Baustein, um lebenswichtige Botenstoffe zu produzieren, mit denen sie Körpervorgänge steuert. Liegt Jodmangel vor, wuchert das Organ unkontrolliert, ohne den Hormonbedarf zu decken.

Es kann zu diesen Funktionsstörungen kommen:

- **Schilddrüsenunterfunktion:** Um ihre Hormone herstellen zu können, benötigt die Schilddrüse also winzige Mengen Jod – im Verlaufe eines Lebens insgesamt etwa vier Gramm. Diese Substanz muss dem Körper mit der Nahrung von außen zugeführt werden. Fehlt sie, versucht die Schilddrüse den Mangel durch verstärkte Arbeit auszugleichen. Sie bildet zusätzlich hormonproduzierendes Gewebe und wächst zum Kropf.
  Die Symptome sind Konzentrationsprobleme, übersteigerte Nervosität, Schlaflosigkeit, Depressionen, Überempfindlichkeit für Hitze und Kälte, trockene Haut oder verstärkter Haarausfall.
  Vorgebeugt werden kann einer Unterfunktion durch den Verzehr besonders jodhaltiger Nahrungsmittel. 250 g Seefische pro Woche sind ausreichend. Außerdem sollte zum Kochen jodiertes Speisesalz verwendet werden. Hat der Jodmangel bereits einen leichten Kropf verursacht, kann die ärztlich kontrollierte Gabe von Jodidtabletten seine Rückbildung erreichen.

- **Schilddrüsenüberfunktion:** In manchen Fällen versucht die Schilddrüse dem Jodmangel in einer Art „Panikreaktion" entgegenzuwirken, indem sie das Element hortet. Dazu bildet sie so genannte Adenome (Knoten) – Gewebe, in dem sich verstärkt Jod ablagert. Diese geraten jedoch bald außer Kontrolle und beginnen selbst unablässig Schilddrüsenhormone herzustellen. Durch das Überangebot wird der Organismus ständig zur Höchstleistung angetrieben. Die Folgen sind Herzrasen und Herzrhythmusstörungen, hoher Blutdruck, Durchfälle, Gewichtsverlust und häufige Schweißausbrüche. Die Überfunktion kann durch Medikamente gestoppt werden.

Entgegen früherer Meinung hat die Basedowsche Krankheit nichts mit Jodmangel zu tun. Heute weiß man, dass es sich bei ihr um eine Überfunktion handelt, die dadurch hervorgerufen wird, dass die eigenen

Abwehrzellen die Schilddrüse angreifen und dort zu einer ständigen Entzündung führen.

Während der Schwangerschaft benötigt der Organismus der werdenden Mutter rund ein Drittel mehr Jod. Zwei Gründe sind dafür ausschlaggebend:

- Der Stoffwechsel der Schwangeren läuft auf Hochtouren, so dass vermehrt Jod mit dem Urin ausgeschieden wird.
- Das ungeborene Kind benötigt selbst ebenfalls Jod, um Schilddrüsenhormone herzustellen. Bereits in der 12. Schwangerschaftswoche produziert das ungeborene Kind dabei Schilddrüsenhormone, wobei das hierzu benötigte Jod von der Mutter bereitgestellt werden muss.

Liegt während der Schwangerschaft ein Jodmangel vor, kann das unterschiedliche Auswirkungen haben:

- Bei der werdenden Mutter: Konzentrationsprobleme, nachlassendes Gedächtnis, Hörstörungen, Antriebsschwäche, generelle Leistungsminderung, Kropfbildung, Tot- oder Fehlgeburt.
- Beim ungeborenen Kind: Zu langsame Ausbildung des zentralen Nervensystems (ZNS), Beeinträchtigung von Körperwachstum und -reifung. Es kann sein, dass das Baby bereits mit einem Kropf geboren wird und später unter Wachstumsstörungen sowie einer verlangsamten Gehirnentwicklung leidet.

Auch während der Stillzeit sollte noch auf eine vermehrte Jodversorgung geachtet werden, da davon der Jodgehalt in der Muttermilch abhängt. Nur so ist eine optimale körperliche und geistige Entwicklung des Säuglings gewährleistet.

Zur ausreichenden Jodversorgung sollte man:

- zweimal pro Woche Seefisch essen,
- täglich Milch oder Milchprodukte aufnehmen,

- nur Käse, Brot, Wurst und Fertigprodukte kaufen, die mit Jodsalz hergestellt wurden,
- zu Hause ausschließlich Jodsalz oder jodierten Kochsalzersatz verwenden,
- In Kantinen und Gaststätten nach Speisen fragen, die mit Jodsalz zubereitet wurden.

Bestehen Zweifel zur Jodversorgung, kann sie der Arzt anhand von Bluttests im Labor überprüfen. Liegt ein gravierender Jodmangel vor, der über die Ernährung nicht mehr ausgeglichen werden kann, gibt es auch während einer Schwangerschaft die Möglichkeit, Jod in Tablettenform einzunehmen.

Kalzium – Baustein für feste Knochen

Viele Frauen nach den Wechseljahren haben Angst vor einer Krankheit, die nicht sein muss: Osteoporose, erhöhte Brüchigkeit der Knochen. Diese häufigste Knochenerkrankung von Erwachsenen äußert sich hauptsächlich nach dem 60. Lebensjahr. Tückisch an dem Leiden ist, dass es schleichend beginnt. Anfangs bemerkt man kaum etwas, bis es im fortgeschrittenen Stadium plötzlich zu schmerzhaften Wirbeleinbrüchen kommt – äußerlich erkennbar am so genannten Altersbuckel und am „Kleinerwerden". Ursache für die erhöhte Knochenbrüchigkeit ist der mit dem Altern verbundene Abbau von Knochengewebe. Ab dem 40. Lebensjahr verlieren die Knochen jährlich 1,5 Prozent ihrer Substanz.

Kalzium ist wichtiger Baustoff für das Skelett.Von den insgesamt 1000 bis 1500 Gramm Kalzium im Körper eines Menschen stecken 99 Prozent in den Knochen und Zähnen. Mit dem Alter verringert sich allmählich dieser Anteil. Es wird weniger Substanz aufgebaut als abgebaut, und bei vielen Frauen werden nach den Wechseljahren die Knochen brü-

chig. Frauen sind deswegen besonders stark davon betroffen, da ihrem Organismus mit Beginn der Wechseljahre das für den Knochenaufbau wichtige Hormon Östrogen fehlt.
Risikofaktoren, die das Entstehen von Osteoporose begünstigen, sind eine kalziumarme Ernährung, Bewegungsmangel, eine erbliche Belastung beim gehäuften Auftreten von Osteoporose in der Familie und übermäßiger Alkohol- oder Nikotingenuss.

Dennoch ist man dieser Krankheit nicht hilflos ausgeliefert. Wer in jungen Jahren rechtzeitig vorbeugt, kann ihr Auftreten mit Erfolg verhindern. Wichtig ist die Ernährung mit kalziumreichen Nahrungsmitteln, wie es zum Beispiel Milchprodukte sind. Gut sind auch kalziumreiche Mineralwasser, Sojabohnen und verschiedene Gemüse. Außerdem sollte man darauf achten, nicht zuviel Phosphor mit der Nahrung zu sich zu nehmen. Eigentlich sollte etwa gleich viel Phosphor- wie Kalzium aufgenommen werden, jeweils 800 Milligramm pro Tag, da auch Phosphor für einen starken Knochen nötig ist. Tatsächlich erhalten viele Menschen mehr Phosphor, als sie nötig haben, weil sie zu reichlich Fleisch essen und zuviel phosphatreiche Limonaden trinken.

Eine bedeutende Rolle bei der Osteoporosevorbeugung spielen auch Vitamine. Vitamin D sorgt dabei für eine bessere Aufnahme von Kalzium und den Aufbau neuer Knochensubstanz. Dazu wird auch Magnesium benötigt. Für das bindegewebige Gerüst der Knochen sind auch Vitamin C und Mangan erforderlich. Um Osteoporose vorzubeugen, sollte der tägliche Bedarf an Mineralstoffen und Vitaminen mit der Nahrung abgedeckt werden.

Zur Therapie einer bereits vorliegenden Osteoporose eignet sich zusätzlich zu den für die Vorbeugung genannten Vitaminen und Mineralstoffen meist höher dosiert die individuell angepasste Gabe von Fluorid. Es wird angewendet, wenn bereits ein Wirbelkörper morsch geworden und eingebrochen ist. Dann regt das Spurenelement die knochenbildenden Zellen an, neue Knochensubstanz zu bilden. Wichtig aber ist in jedem Fall, sich regelmäßig und ausreichend zu bewegen, um die Einlagerung von Kalzium in den Knochen und damit auch den Aufbau von Knochensubstanz zu fördern.

Osteoporose ist allerdings kein reines Frauenleiden. Etwa jeder zehnte durch Entmineralisierung der Knochen verursachte Wirbelkörperbruch kommt bei Männern vor. Folgende Risikofaktoren begünstigen bei Männern Knochenschwund: Einnahme von Kortisonpräparaten, starker Alkohol- und Nikotinkonsum, verringerte Produktion männlicher Geschlechtshormone, Nierensteine, Leberfunktionsstörungen, Morbus Crohn (chronische Darmentzündung), kalziumarme Ernährung, Schilddrüsenüberfunktion und zuwenig Bewegung.

Magnesium – Schutzfaktor für Herz- und Schwangerschaftsleiden

Tag für Tag vollbringt das menschliche Herz wahre Höchstleistung: Der nur etwa 400 Gramm schwere Lebensmotor pumpt in 24 Stunden bis zu 15.000 Liter Blut durch ein Adersystem von insgesamt mehr als 90.000 Kilometer Länge. Im Durchschnitt 70mal pro Minute presst der Herzmuskel Blut aus der linken Herzkammer in den Kreislauf, um die rund 60 Billionen Zellen des Körpers mit Sauerstoff und Nährstoffen zu versorgen.

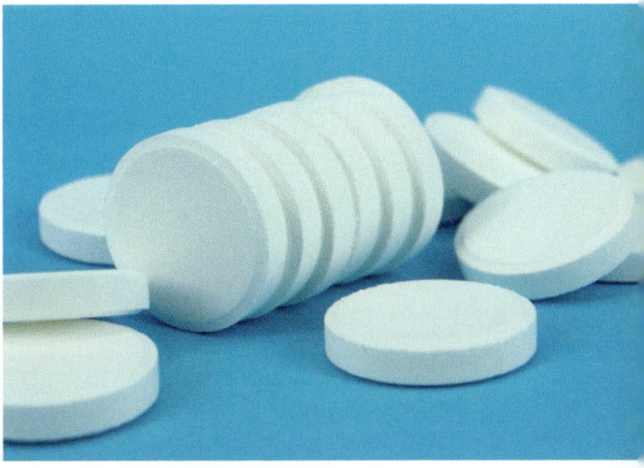

Magnesiumtabletten. Besteht kein nachgewiesener Magnesiummangel, kann der Bedarf für gewöhnlich mit Vollwertkost gedeckt werden.

Im Laufe eines Menschenlebens schlägt das Herz knapp drei Milliarden Mal. Als eines der ersten Organe beginnt das Herz seine Tätigkeit bereits ab dem 21. Tag nach der Befruchtung und schuftet bis zur letzten Sekunde des Lebens – ohne Pause.

Um diese beachtliche Leistung reibungslos erbringen zu können, ist Magnesium dringend notwendig. Es trägt zur Stabilisierung des Herzschlags bei und beugt Herzerkrankungen vor. Verschiedene Studien konnten belegen, dass Magnesiummangel böse Folgen für das Herz haben kann – von Herz-Rhythmusstörungen über Herzenge (Angina pectoris) bis hin zum plötzlichem Herztod bei einem gravierenden Defizit. Eine Untersuchung in Japan hat ergeben, dass in Regionen mit einem Magnesiumgehalt von 30 Milligramm pro Liter Trinkwasser Herzinfarkte wesentlich seltener auftraten als in Regionen mit 2,5 Milligramm Magnesium pro Liter.

Im Körper eines erwachsenen, etwa 70 Kilogramm schweren Menschen sind zwischen 21 und 28 Gramm Magnesium gespeichert – 60 bis 65 Prozent davon in den Knochen, ein Prozent in der Flüssigkeit, die die Zellen umspült, und der Rest im Muskelgewebe. Magnesium unterstützt die Tätigkeit von mehr als 300 Enzymen, darunter einige, die im Fettstoffwechsel am Abbau von Fett beteiligt sind. Damit trägt Magnesium indirekt zur Absenkung des Cholesterinspiegels, eine der Hauptursachen für Arteriosklerose und Herzinfarkt, bei. Wäre die Enzymtätigkeit – durch fehlendes Magnesium – gehemmt, würde die Konzentration der Blutfette ansteigen.

Aber auch bei der Therapie von Herzleiden hat sich Magnesium bewährt. Ein erhöhter Magnesiumspiegel im Organismus verringert erheblich das Risiko, daran zu erkranken. Außerdem kommt das Herz von Patienten mit Rhythmusstörungen schneller wieder in den normalen Rhythmus, wenn Magnesium verabreicht wird. Im Tierversuch wurde darüber hinaus festgestellt, dass sich die Infarktgröße, das heißt die Ausdehnung eines Herzinfarkts und der damit verbundene Gewebeuntergang, mit Magnesiumgaben deutlich reduzieren lässt.

Untermauert werden diese Erkenntnisse von einer umfangreichen Untersuchung bei mehr als 2000 Herzinfarkt-Patienten in England. Wurde sofort nach dem Infarkt intravenös (in eine Vene) Magnesium injiziert, überlebten etwa 25 Prozent mehr ihren Infarkt, als es statistisch ohne Magnesiumgabe der Fall ist.

Eine wichtige Rolle spielt Magnesium auch bei der so genannten Eklampsie, einer gefürchteten Komplikation während der Schwangerschaft, unter der durchschnittlich eine von 700 Schwangeren leidet. Rund die Hälfte aller Fälle ereignet sich in den letzten Schwangerschaftswochen, etwa ein Drittel davon sogar erst während der Wehen. Dabei schnellt blitzartig, ohne erkennbare Ursache, der Blutdruck der werdenden Mutter in eine gefährliche Höhe. Über den Urin wird verstärkt Eiweiß, teilweise vermischt mit Blut, ausgeschieden. Im gesamten Körper bilden sich plötzlich verstärkt Wasseransammlungen (Ödeme). Werden die Schwangere und das Ungeborene nicht unverzüglich behandelt, kann ein Koma mit Todesfolge eintreten.

Mit einer vermehrten Magnesiumzufuhr in der Schwangerschaft, während der etwa der doppelte Bedarf im Vergleich zu sonst vorliegt, kann der gefährlichen Eklampsie und dem damit verbundenen Blutdruckanstieg vorgebeugt werden. Auch allgemein ist Magnesium gut dazu geeignet, erhöhten Blutdruck und Gefäßkrankheiten abzuwenden. Vegetarier zum Beispiel, die über Gemüse, Obst und Vollkornprodukte reichlich Magnesium zu sich nehmen, haben einen erhöhten Magnesiumspiegel und leiden fast nie unter Bluthochdruck. Das zeigt, wie wichtig eine bewusste Ernährung ist.

Fluor – schützt die Zähne vor Karies

Jedes zehnte Kind in Deutschland hat mehr als zwei kariöse Zähne. Hauptursache ist die mangelnde Zahnpflege: Jeder dritte Sprössling putzt nur einmal täglich oder noch seltener die Zähne. Welche Folgen die unzureichende Zahnpflege hat, zeigt sich im späteren Erwachsenenalter. Nicht einmal ein Prozent der Deutschen kann mit einem kariesfreien Gebiss glänzen. Karies ist damit noch vor Herz-Kreislauf-Erkrankungen die verkannte Volkskrankheit Nr. 1.

Ursache für das Zahnleiden sind Bakterien. Von den insgesamt mehreren Milliarden Mikroorganismen in der Mundhöhle sind insbesondere zwei Arten für die Zahngesundheit schädlich – Streptokokken und Laktobazillen.

Karies beginnt damit, dass Mutans Streptokokken in erster Linie über zuckerhaltige Nahrungsmittel in den Mund gelangte Kohlenhydrate zu Milchsäure verwandeln. Dadurch kommt es zu einer Übersäuerung des Zahnmilieus, was zu einer Entmineralisierung der Zahnsubstanz führt. Der Grundstein für Karies ist gelegt. Nun treten die Laktobazillen auf den Plan, die die Schwachstellen in der Zahnsubstanz besiedeln und wiederum Säuren produzieren – die „Kárieslöcher" fressen sich immer tiefer in den Zahn hinein.

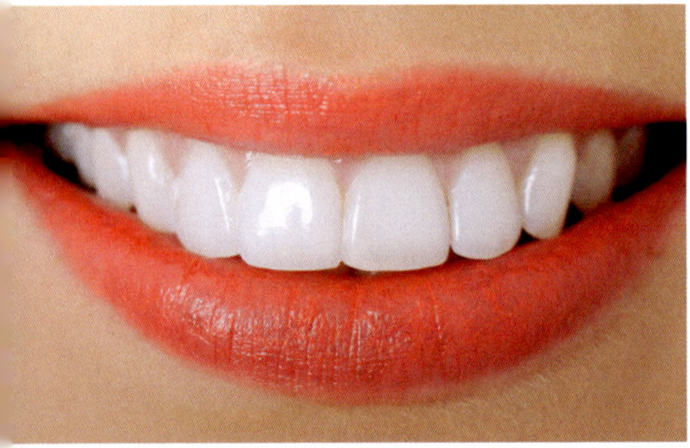

Auch neueste Forschungen stellen nicht in Frage, dass Fluor vor Karies schützt.

Fluor kann der Kariesbildung auf verschiedenen Wegen entgegenwirken und vorbeugen: Zum einen drosselt Fluor den Stoffwechsel der schädlichen Bakterien im Mund, so dass sie weniger zahnschädliche Säure produzieren. Darüber hinaus härtet Fluor den Zahnschmelz, indem es die Entmineralisierung durch die Bildung neuer Zahnsubstanz rückgängig macht und dazu den Einbau von Mineralien wie Kalzium unterstützt. Mit der Verwendung fluoridhaltiger Zahncremes, spezieller Fluor-Gels oder fluoridhaltiger Mundwässer kann der Zahn vorbeugend gegen Karies gestärkt werden. Damit nach der Zahnpflege möglichst viel Fluorid in der Mundhöhle bleibt und auf den Zahnschmelz einwirken kann, sollte nach dem Putzen nur kurz mit Wasser nachgespült werden. Dann ist die Wirkung, so haben Ärzte der Universitäts-Zahnklinik in London herausgefunden, am größten. Der „Deutsche Arbeitskreis für Zahnheilkunde" empfiehlt zur Vorbeugung außerdem, den Zuckerverbrauch zu reduzieren und fluorhaltiges Speisesalz zu verwenden.

Eine weitere Prophylaxe ist die Fluoridierung der Zähne durch den Zahnarzt. Dazu bestreicht er die Zähne mit einem speziellen Fluoridlack, der sie bis zu sechs Monate gleichmäßig mit Fluorid versorgt. Die Behandlung, die bei besonders kariesgefährdeten Patienten auch öfter durchgeführt werden kann, macht durch die kontinuierliche Fluoridabgabe die Zähne besonders widerstandsfähig gegen die Säureangriffe der Bakterien.

Erhöhter Mineralstoffbedarf bei Sportlern

Wer nur gelegentlich Sport treibt – etwa am Wochenende oder einmal pro Woche im Sportverein –, braucht sich keine Sorgen zu machen: Mit dem Schweiß ausgeschiedene Mineralsalze, so genannte Elektrolyte, werden dem Körper über eine ausgewogene Ernährung genügend zugeführt, so dass die Mineralstoffdepots nach etwa 24 Stunden wieder nachgefüllt sind.

Wer jedoch häufig trainiert, um zum Beispiel an Wettkämpfen teilzunehmen, oder Leistungssportler ist, verliert meistens mehr Mineralsalze, als mit der Ernährung ausgeglichen werden können. Normalerweise produzieren die rund zwei Millionen Schweißdrüsen des Körpers täglich etwa einen Liter Schweiß, der über die Haut ausgeschieden wird und verdunstet. Bei hoher sportlicher Belastung kann diese Menge bis zum 15fachen anwachsen. Der Schweiß besteht zu 99 Prozent aus Wasser, das von den Schweißdrüsen dem Blut entzogen wird. Ein Prozent sind darin gelöste Mineralstoffe: Chlor, Chrom, Eisen, Kalium, Kalzium, Natrium, Magnesium, Phosphor und Zink. Den Löwenanteil stellt Kochsalz dar – Natriumchlorid.

Neben einer allgemeinen Beeinträchtigung der Leistungsfähigkeit kann der Elektrolytverlust die Herz-Kreislauf-Funktionen belasten und – langfristig – sogar zu einer erhöhten Infektionsanfälligkeit führen. Damit es nicht dazu kommt, rät der Münchner Sportmediziner Dr. Helmut Pabst:

- **Vor körperlicher Belastung:** Ist nicht mit Sicherheit gewährleistet, dass dem Organismus mit der Ernährung ausreichend Mineralstoffe zugeführt worden sind, etwa drei bis vier Stunden vor dem Sport einen Viertelliter Elektrolytlösung trinken.
- **Nach körperlicher Belastung:** Für einen schnellen Ausgleich des Mineralstoffverlusts eignen sich hier ebenfalls Elektrolytlösungen. Dr. Pabst: „Es ginge zwar auch über das Essen, würde aber länger dauern. Mit dem Trinken von Elektrolytlösung erfolgt eine wesentlich schnellere Erholung des Körpers. Wobei es egal ist, ob hypertone oder isotone Getränke aufgenommen werden."

Vor dem Trinken hypertoner Getränke mit sehr hohen Mineralstoffkonzentrationen über zehn Prozent rät der Sportmediziner ab. Dr. Pabst: „Nach intensivem Sport wird der Magen nur noch sehr schwach durchblutet. Der Organismus benötigt für die Muskelarbeit viel Blut in den Muskeln und konzentriert es dort. Werden nun Getränke mit hoher Mineralstoffkonzentration getrunken, passiert das gleiche, als würde man einen Löffel Kochsalz schlucken: Die Mineralsalze entziehen dem Magen Wasser, und es wird einem schlecht." Um das zu vermeiden, empfiehlt Dr. Pabst, selbst Elektrolytgetränke vor dem Trinken im Verhältnis 1 : 2 mit Wasser zu verdünnen.

Wann der Mineralstoffbedarf sonst noch erhöht ist

Besondere Lebensgewohnheiten können den Mineralstoffhaushalt des Organismus beeinflussen, indem sie einen verstärkten Verbrauch einzelner oder mehrerer Mineralstoffe zur Folge haben, oder zu Mangelerscheinungen führen, weil dem Körper über die Ernährung nicht genügend Mineralstoffe zugeführt werden. Risikofaktoren sind:

- **Vegetarische Ernährung:** Da dem Organismus Kobalt, Zink und Eisen überwiegend durch tierische Nährstoffe zugeführt werden, kann es hier zu einer Unterversorgung kommen. Betrifft die Ernährungseinschränkung auch tierische Produkte wie Milch, ist Kalzium ebenfalls davon betroffen.
- **Genussmittel:** Erhöhter Alkoholkonsum über längere Zeit entzieht dem Körper Kalium, Kalzium, Magnesium und Zink. Regelmäßig mehrere Tassen Kaffee am Tag können zu einem Eisen- und Kaliummangel führen. Da beim Rauchen mit jedem Zug eine immense Anzahl Freier Radikaler inhaliert wird, benötigt der Organismus mehr Selen, um die Zellen vor deren schädlichen Auswirkungen zu schützen. Rauchen kann überdies den Kalziumbedarf erhöhen, was eine amerikanische Langzeitstudie feststellte. Diese beobachtete über 20 Jahre bei rund 5000 Personen die Entwicklung von Osteoporose und kam dabei zu dem Ergebnis, dass Zigarettenkonsum ein bedeutender Risikofaktor

für die Entstehung von Knochenschwund ist. Bestätigt wurden diese Erkenntnisse von der Universität Melbourne: Frauen, die täglich 20 Zigaretten rauchen, haben eine fünf bis zehn Prozent geringere Knochendichte als Nichtraucherinnen. Das Knochenbruchrisiko steigt bis zu 50 Prozent.

- **Fastfood:** Gerade Jugendliche lieben Hamburger und Pommes frites, noch dazu mit Cola, aber auch Erwachsene schätzen manchmal die schnelle Mahlzeit. Allerdings kann diese Küche einen Mangel an Chrom, Kalzium, Kupfer, Mangan und Magnesium nach sich ziehen.
- **Überwiegend fleischhaltige Nahrung:** Wer viel Fleisch, aber wenig Gemüse, Obst und Vollkornprodukte zu sich nimmt, hat häufig ein Defizit der Mineralstoffe Kalium, Kupfer, Magnesium und Zink.

Schlankheitskuren und Medikamente rauben Mineralstoffe

Eine Diät, egal um welche es sich handelt, oder um eine Reduzierung des täglichen Kaloriengehalts auf 800 bis 1000 Kalorien – jede Schlankheitskur, bei der über einen längeren Zeitraum eine verminderte oder einseitig begrenzte Aufnahme von Nahrungsmitteln erfolgt, führt zwangsläufig zu einer Verminderung der dem Körper zugeführten Mineralstoffe –Mengen- wie Spurenelemente – und Vitamine.

Aber auch was gesund machen soll, kann neben der vordergründigen Heilwirkung einen Mineralstoffverlust mit sich bringen. Darauf ist besonders bei diesen Medikamenten zu achten:

- **Abführmittel** – künstlich angeregte Darmentleerung, entweder chemisch durch vermehrte Flüssigkeitsausscheidung oder pflanzlich durch Stimulation der Darmmuskulatur, bedingt gleichzeitig einen verstärkten Verlust der Mineralstoffe Kalium, Kalzium und Magnesium,
- **Antibiotika** – Medikamente gegen Bakterieninfektionen können zu einem Defizit von Kalium und Magnesium führen,
- **Diuretika** – sie entwässern den Organismus, werden aber auch zur Blutdrucksenkung eingesetzt, und können einen Mangel von Kalium, Kalzium, Magnesium, Natrium oder Zink verursachen,
- **Kortison** – das häufig bei Rheuma und Asthma, aber auch bei Allergien eingesetzte Arzneimittel kann Kalium und Kalzium rauben,
- **Schlafmittel** – Medikamente aus der Gruppe der Barbiturate werden heute zwar nur noch relativ selten verschrieben, finden aber immer noch Anwendung bei Schlafstörungen. Sie können – insbesondere bei längerer Einnahme – den Kaliumhaushalt im Organismus beeinträchtigen,
- **Sodbrennenmedikamente** – Mittel, die überschüssige Magensäure neutralisieren oder „abpuffern" und gegen Sodbrennen angewandt werden, können einen Mangel an Eisen, Kalzium oder Phosphor auslösen.

Mineralstoffe – die Mengenelemente

In Form von „Steckbriefen" finden Sie hier, wie auch schon bei den Vitaminen, alles Wichtige zu den Mengenelementen unter den Mineralstoffen.

Chlor

- **Wirkung im Organismus:** Chlor ist wichtiger Bestandteil der Magensäure und trägt damit bei der Verdauung entscheidend zur Aufspaltung der in der Nahrung enthaltenen Eiweiße bei. In der Leber ist Chlor außerdem am Abbau von Schadstoffen aus Stoffwechselrückständen beteiligt. Zusammen mit Natrium reguliert und stabilisiert Chlor den Flüssigkeitshaushalt des Körpers, indem es für die richtige Flüssigkeitsverteilung im Gewebe sorgt.
- **Tagesbedarf:** Der Choridbedarf ist in Deutschland durch die tägliche Aufnahme von Kochsalz mit der Nahrung in der Regel mehr als gedeckt. Die meisten nehmen sogar täglich fast das Doppelte der empfohlenen Tagesmenge zu sich und sollten ihren Salzkonsum eher verringern.

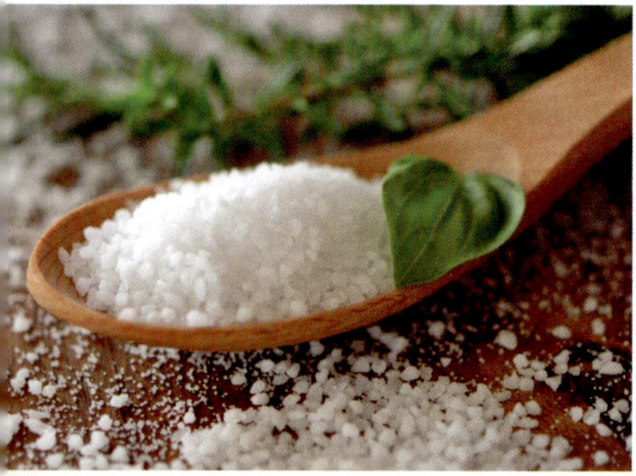

Reich an Chlor, Kochsalz

- Erwachsene haben einen täglichen Mindestbedarf an Chlorid von etwa 830 Milligramm.
- Säuglinge benötigen täglich mindestens 200 bis 270 Milligramm Chloride,
- Kinder von 1 bis 10 Jahren etwa 450 bis 690 Milligramm und
- Kinder von 10 bis 15 Jahren etwa 770 bis 830 Milligramm pro Tag.

Mit dieser Menge an Chloriden wäre der Körper bereits ausreichend versorgt. Bei einem erhöhten Salzverlust, zum Beispiel durch starkes Schwitzen, ist der Mindestbedarf entsprechend höher.

1 Gramm Kochsalz (NaCl) besteht aus:
- 0,6 Gramm Chlorid
- 0,4 Gramm Natrium

Erwachsene sollten pro Tag nicht mehr als 6 Gramm Speisesalz zu sich nehmen, das entspricht einer Chloridmenge von etwa 3,6 Gramm.

- **Unterdosierung:** Da Chlor mit Flüssigkeiten, wie zum Beispiel über den Schweiß oder den Urin, aus dem Körper ausgeschieden wird, kann es bei starkem Schwitzen, bei Durchfällen oder bei Erbrechen zu Chlorverlusten kommen. Leichter Mangel äußert sich in Kreislaufproblemen, Kopfschmerzen, Muskelkrämpfen und Verdauungsbeschwerden infolge verminderter Magensäureproduktion. Geht dem Körper mehr als die Hälfte seiner normalerweise 80 Gramm gespeicherten Chlors verloren, kann es zu lebensgefährlichen Störungen und sogar zum Tod durch verstärkte Flüssigkeitsansammlungen im Gehirn und damit verbundenem Druckanstieg sowie Sauerstoffmangel kommen.

- **Überdosierung:** Ein Überschuss von reinem Chlor ruft bei gesunden Menschen keine Beschwerden hervor, da zuviel Chlor rasch über die Nieren und den Urin wieder ausgeschieden wird. Allerdings kann Chlor in seiner Bindung als Natriumchlorid (Kochsalz) bei dafür empfindlichen Personen den Blutdruck erhöhen. Etwa bei jedem fünften Patienten mit erhöhtem Blutdruck ist zu reichlicher Kochsalzkonsum die Ursache des Leidens.

- **Vorkommen:** Da Chlor ein Bestandteil von Kochsalz (Natriumchlorid) ist, wird es praktisch mit allen gesalzenen Lebensmitteln aufgenommen.

Kalium

- **Wirkung im Organismus:** Kalium ist Bestandteil der Verdauungssäfte des Magen-Darm-Traktes und trägt durch seine Beteiligung beim Abbau von mit der Nahrung aufgenommenen Kohlenhydraten zur Energiegewinnung bei. Darüber hinaus fördert es die Bildung körpereigenen Eiweißes und kann den Blutdruck senken. Bei der Regulierung des Wasserhaushalts im Organismus ist Kalium der Gegenspieler von Natrium und sorgt dafür, dass innerhalb und außerhalb der Körperzellen die richtige Flüssigkeitskonzentration beibehalten wird. Während Natrium Wasser anzieht und bindet, unterstützt Kalium den Abtransport und die Ausscheidung von zuviel Flüssigkeit. Des Weiteren stabilisiert es den Säure-Basen-Haushalt. Es hat maßgeblichen Anteil an der Weiterleitung von Reizen entlang der Nerven und sorgt für einen gleichmäßigen Herzschlag.

- **Tagesbedarf:** Der exakte Kaliumbedarf ist nicht genau bekannt. Die empfohlenen Werte für den Mindestbedarf sind daher immer Schätzwerte: *Säuglinge:* 0 bis 4 Monate: 400 mg Kalium pro Tag, *4 bis 12 Monate:* 650 mg Kalium pro Tag. *Kinder: 1 bis 4 Jahre:* 1.000 mg Kalium pro Tag, *4 bis 7 Jahre:* 1.400 mg Kalium pro Tag, *7 bis 10 Jahre:* 1.600 mg Kalium pro Tag, *10 bis 13 Jahre:* 1.700 mg Kalium pro Tag, *13 bis 15 Jahre:* 1.900 mg Kalium pro Tag. *Jugendliche und Erwachsene:* 2.000 mg Kalium pro Tag. Da Kalium in vielen Lebensmitteln enthalten ist, kann man seinen Kaliumbedarf daher problemlos über die Ernährung decken. Im Durchschnitt nehmen Männer täglich 3.600 mg Kalium auf, Frauen 3.100 mg Kalium.

- **Unterdosierung:** Ein Defizit tritt in erster Linie bei Durchfällen oder Erbrechen auf, kann sich aber auch nach starkem Schwitzen einstellen. Da Kalium maßgeblich an der Reizfortleitung der Nerven beteiligt ist, stellen sich dort Störungen ein, die sich anfangs durch Schweregefühl in den Muskeln äußern. Später kommt es zu Muskelschwäche bis hin zu Lähmungen. Da davon auch Herz- und Darmmuskeln betroffen sind, treten Blutdruckabfall und Verstopfung auf, bis hin zu lebensgefährlichen Darmlähmungen oder Herzfunktionsstörungen.

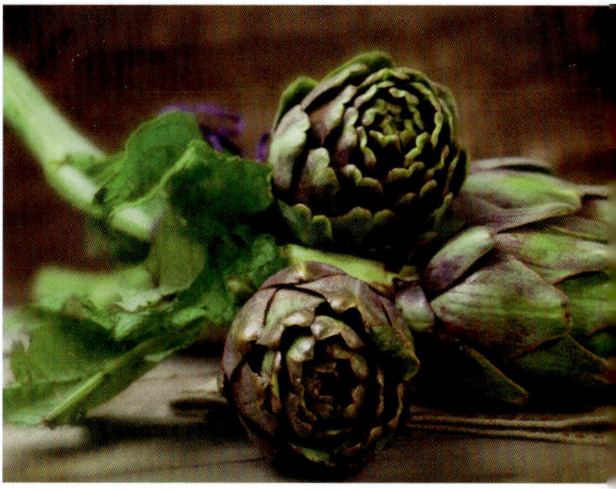

Reich an Kalium, Artischocken

- **Überdosierung:** Liegt eine Nierenfunktionsstörung mit verminderter Leistung vor, kann es zu einem Überschuss kommen. Ähnlich den Mangelerscheinungen äußert sich dieser durch Schwere- und Schwächegefühl sowie Krämpfen in den Muskeln, Nervenstörungen bis hin zu Wahrnehmungsbeeinträchtigungen und Orientierungsproblemen, Kreislaufzusammenbruch, Herzrhythmusstörungen oder sogar Herzstillstand.
- **Vorkommen:** Kalium wird hauptsächlich über pflanzliche Kost aufgenommen und ist reichlich enthalten in Sojabohnen, weißen Bohnen, Kidneybohnen, getrockneten Aprikosen, Linsen, Weizenkeimen, Mandeln, Hasel-, Erd-, Wal- und Paranüssen, Grünkohl, Avocados, Artischocken, Endiviensalat, Kartoffeln, Spinat und Erbsen.

Kalzium

- **Wirkung im Organismus:** Von dem bis zu etwa 1500 Gramm im menschlichen Körper gespeicherten Kalzium werden 99 Prozent für den Aufbau von Knochen und Zähnen benötigt. Der Rest unterstützt die Reizfortleitung der Nerven, ist beteiligt an der Blutgerinnung, stärkt die Zellwände und dämpft überschießende Reaktionen des Immunsystems bei Allergien.
- **Tagesbedarf:** Erwachsene benötigen pro Tag 1000 bis 1200 mg Kalzium. Das ist bereits eine ganze Menge! Und damit noch nicht

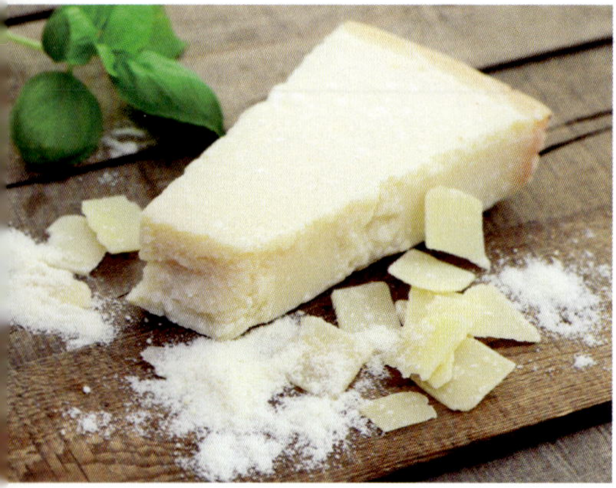

Reich an Kalzium, Hartkäse

genug: Schwangere und Stillende benötigen noch mehr Kalzium – hier sollte die Tagesdosis bei ca. 2000 mg liegen. Damit wir von dem in dieser Dosis zugeführten Kalzium auch gerade hinsichtlich der Knochenstabilität tatsächlich profitieren können, ist es wichtig, gleichzeitig auf eine ausreichende Versorgung mit Vitamin D zu achten. Denn Vitamin D sorgt dafür, dass Kalzium in die Knochen eingelagert wird. Moderne Vitalstoffpräparate kombinieren daher für starke Knochen Kalzium mit Vitamin D_3 und am besten sogar zusätzlich mit der Premium-Folsäure Metafolin.

- **Unterdosierung:** Am bekanntesten ist die zunehmende Entmineralisierung und fortschreitende Brüchigkeit der Knochen, die Osteoporose. Ein Kalziummangel kann sich auch in Muskelkrämpfen, Herzrhythmusstörungen, Bluthochdruck, „Ameisenlaufen" in Armen und Beinen, brüchigen Fingernägeln oder verstärktem Haarausfall äußern.

- **Überdosierung:** Zuviel Kalzium kann die Bildung von Nierensteinen fördern, sofern eine Veranlagung dafür vorliegt. Allerdings ist dieser Einfluss nicht eindeutig belegt, da es auch Erkenntnisse gibt, die auf das Gegenteil hinweisen. Kalzium kann nierensteinbildende Oxalsäure binden und zu ihrer Ausscheidung beitragen. Je mehr Kalzium in der Nahrung enthalten ist, desto weniger Oxalsäure bleibt im Körper zurück. An der Verkalkung der Gefäße (Arteriosklerose) ist Kalzium – auch wenn sich dieses Gerücht hartnäckig hält – nicht beteiligt.

- **Vorkommen:** In Milch und Milchprodukten wie Hartkäse, Zuckerschoten, Nüssen, Sesamsamen, Grünkohl.

Magnesium

- **Wirkung im Organismus:** Magnesium ist unentbehrlich, um die vom Gehirn in Form von Nervenreizen ausgesandten Befehle von den Nervenenden auf die Muskeln zu übertragen. Es hemmt die Blutgerinnung und schützt auf diese Weise vor Blutgerinnseln in den Gefäßen (Thrombosen) und im Herzen (Infarkt). Darüber hinaus fördert es die Nerventätigkeit bei Stress, indem es für die vermehrte Ausschüttung von Adrenalin sorgt. Das im Nebennierenmark gebildete „Aktivitätshormon" beschleunigt den Herzschlag und hebt den Blutdruck, regt die Atmung an und sorgt allgemein für eine gesteigerte Reaktionsfähigkeit. Außerdem unterstützt Magnesium den Stoffwechsel, indem es die Aktivität von mehr als 300 Enzymen anregt, die an der Umsetzung von Kohlenhydraten, Eiweißen und Fetten beteiligt sind.
- **Tagesbedarf:** Laut der Deutschen Gesellschaft für Ernährung benötigen gesunde Erwachsene täglich 300 bis 400 mg Magnesium. Schwangere und Stillende haben einen etwas höheren Bedarf an Magnesium. Kinder bis zu einem Alter von 4 Jahren sollten täglich mit 80 mg Magnesium versorgt werden und Kinder bis 15 Jahre brauchen zwischen 120 und 310 mg Magnesium.
- **Unterdosierung:** Muskelzittern, -zucken und -krämpfe, Herz-Kreislauf-Störungen wie Herzrhythmusstörungen oder Angina pectoris, Leberfunktionsstörungen, Abgespanntheit, Müdigkeit, gesteigerte Nervosität und Reizbarkeit, Konzen-

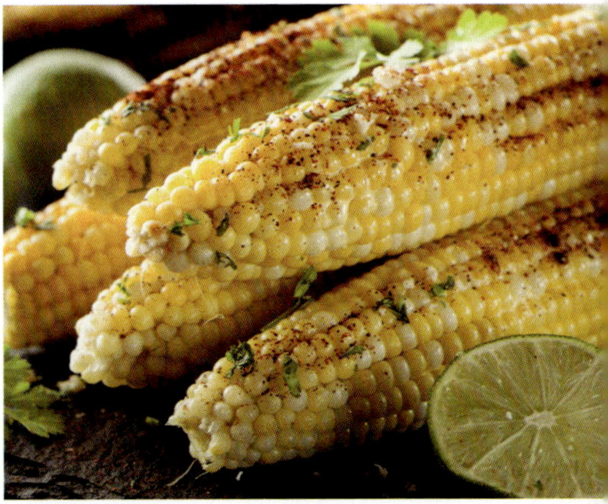

Reich an Magnesium, Mais

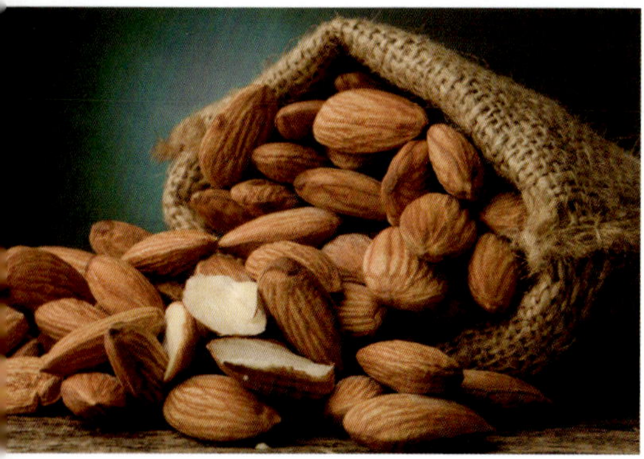

Reich an Magnesium, Mandeln

trationsprobleme, Störungen der Nierentätigkeit, Schwindelanfälle.

- **Überdosierung:** Tritt beim gesunden Menschen normalerweise nicht auf, da überflüssiges Magnesium über die Nieren ausgeschieden wird. Bei Störungen der Nierenfunktion kann dieser Mechanismus jedoch behindert sein, so dass es infolge eines Magnesiumüberangebots im Organismus zu herabgesetztem Blutdruck, Schwindelanfällen, Abgeschlagenheit und Muskelschwäche kommt.

- **Vorkommen:** In Vollkornprodukten, Weizenkeimen und -kleie, Hirse, Linsen, Erbsen, Mandeln, Sojabohnen, Gerstengraupen, Nüssen, Mais, Milchprodukten, Haferflocken, Bierhefe.

Natrium

- **Wirkung im Organismus:** Wie schon beim Kalium erwähnt, ist Natrium bedeutend an der Regulation des Flüssigkeitshaushalts und des Säure-Basen-Gleichgewichts im Organismus beteiligt. Es bindet das Wasser im Körper und trägt damit zur gesunden Spannung im Gewebe bei. Außerdem unterstützt Natrium die Verdauung und fördert den Einbau von Zucker und Aminosäuren in die Körperzellen. Es aktiviert Enzyme und nimmt an der Fortleitung von Impulsen in Nerven und Muskeln teil.

- **Tagesbedarf:** Gesunde Personen benötigen lediglich um 550 mg Natrium am Tag. Kinder haben einen niedrigeren Bedarf. Zum Vergleich: Bereits 100 g Salami enthalten ca. 1000 mg Natrium! Hier wird deutlich: Das Risiko, Natrium im Überfluss zu uns zu nehmen, ist groß.

- **Unterdosierung:** Wird über den Schweiß, aufgrund von Durchfällen oder heftigem Erbrechen zu viel Natrium ausgeschieden, kann es zu Mangelzuständen kommen. Diese äußern sich anfangs in Apathie, Antriebsschwäche oder gesteigerter Nervosität, Unruhe, schwerer Müdigkeit, Wadenkrämpfen, ausgetrockneten Schleimhäuten und Schwächeanfällen. Später dann mit Pulsrasen, niedrigem Blutdruck sowie durch Bewusstseinsstörungen und heftige Muskelkrämpfe bis hin zum Herzstillstand.
- **Überdosierung:** Wie schon beim Chlor beschrieben, kann übermäßiger Salzkonsum zu erhöhtem Blutdruck führen. Außerdem zu Wasseransammlungen (Ödemen) im Gewebe und Kopfschmerzen.
- **Vorkommen:** Liegt zusammen mit Chlor in Kochsalz (Natriumchlorid) vor und wird über alle gesalzenen Lebensmittel – meistens sogar überreichlich – aufgenommen.

Phosphor

- **Wirkung im Organismus:** Phosphor spielt eine wichtige Rolle bei der Umsetzung von Nahrungsenergie in Muskelkraft. Außerdem trägt es – zusammen mit Kalzium – zum Aufbau von Knochen und Zähnen bei (85 Prozent der rund 650 Gramm Phosphor im menschlichen Organismus sind dort gespeichert), sorgt für die Gerinnungs-

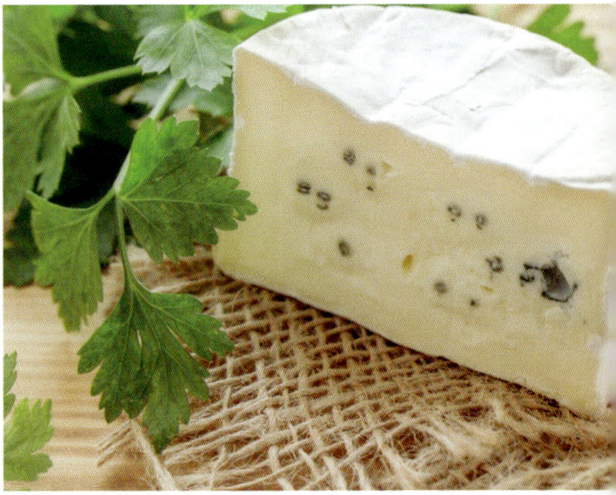

Reich an Phosphor, Blauschimmelkäse

fähigkeit des Blutes und ist Bestandteil des Erbgutes in den Zellkernen. Phosphor unterstützt verschiedene Enzyme bei ihrer Tätigkeit, regt die Funktion von Gehirn und Nerven an. Große Bedeutung kommt Phosphor als Bestandteil von Lecithin darüber hinaus bei der Bildung der Zellmembran zu.

- **Tagesbedarf:** Erwachsene haben einen täglichen Phosphorbedarf von etwa 700 Milligramm. Kinder von 1 bis 10 Jahren benötigen pro Tag 500 bis 800 Milligramm Phosphor, von 10 bis 19 Jahren 1.205 Milligramm – Jugendliche im Wachstum benötigen etwas mehr. Schwangere und stillende Frauen sollten etwa 800 bis 900 Milligramm Phosphor zu sich nehmen. Der Phosphorbedarf ist bei einer ausgewogenen Ernährung in der Regel gedeckt. Bei bestimmten Erkrankungen (wie z. B. bei Nierenfunktionsstörungen, Alkoholismus) oder bei künstlicher Ernährung (parenterale Ernährung), reicht die täglich mit der Nahrung aufgenommene Menge jedoch möglicherweise nicht aus und es kann zu einem Mangel kommen.
- **Unterdosierung:** Wachstumsstörungen, Knochenerweichung und Skelettverformung, Muskelschmerzen.
- **Überdosierung:** Verminderter Aufbau von Knochensubstanz, bei Kindern hyperkinetisches Syndrom, das sich durch gesteigerte Aktivität äußert (Zappelphilipp).
- **Vorkommen:** In Milch und Milchprodukten wie Blauschimmelkäse, Innereien, Weizenkeimen, Bierhefe, Seefisch, Krabben, Muscheln, Geflügel, Sojabohnen, Hülsenfrüchten.

Schwefel

- **Wirkung im Organismus:** Schwefel ist Bestandteil der Aminosäuren Methionin, Cystein und Cystin, die für die Bildung körpereigener Eiweißstoffe notwendig sind. Darunter auch die Eiweißsubstanz

Keratin, die für den Aufbau von Haaren und Nägeln unentbehrlich ist. Außerdem könnte das Hormon Insulin, das für den Abbau von Zucker im Organismus benötigt wird, nicht gebildet werden. Darüber hinaus übernimmt Schwefel eine wichtige Rolle bei der Bildung von Stütz- und Bindegewebe sowie bei der Entgiftung des Organismus durch die Leber und unterstützt die Wirkung von Enzymen.

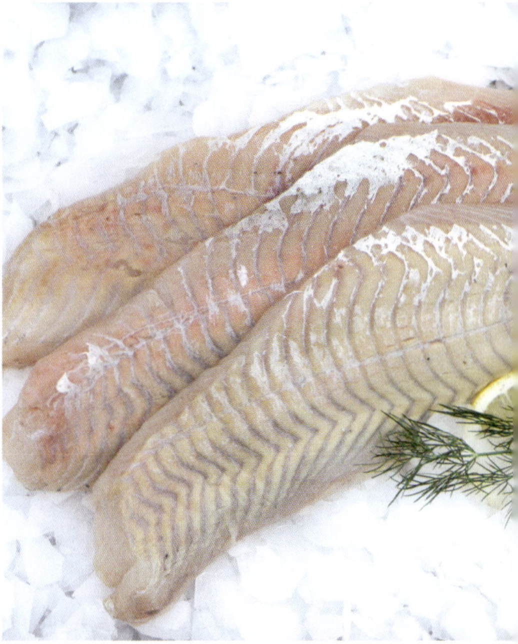

Reich an Schwefel, Seelachs

- **Tagesbedarf:** Aufgrund der großen Anzahl schwefelhaltiger Lebensmittel ist ein Schwefelmangel nicht zu erwarten. Der Mensch braucht in der Regel keine speziellen schwefelhaltigen Nahrungsergänzungsmittel wie beispielsweise MSM-Pulver oder -tabletten. In der Regel nehmen Sie ausreichend Schwefel über eiweißhaltige Lebensmittel wie Eier und Fleisch auf.

- **Unterdosierung:** Abgeschlagenheit, Bindegewebsschwäche, Haarausfall, brüchige Fingernägel, Leberfunktionsstörungen, depressive Verstimmungen, Durchblutungsstörungen.

- **Überdosierung:** Pulsrasen, Kopfschmerzen, Verwirrtheit, Abgeschlagenheit.

- **Vorkommen:** In Käse, Fisch, Leber, Haferflocken, Vollkornprodukten, Erdnüssen, Zuckererbsen, Bierhefe.

Mineralstoffe – die Spurenelemente

Sie kommen nur in Spuren – winzigen Mengen – im Körper vor; dennoch sind sie lebenswichtig. Wie sie im Organismus wirken und wie viel von ihnen täglich benötigt wird, erfahren Sie in den folgenden „Steckbriefen".

Chrom

- **Wirkung im Organismus:** Chrom unterstützt das von der Bauchspeicheldrüse produzierte Hormon Insulin bei der Regulation des Zuckerhaushaltes im Organismus. Über das Insulin, das zusammen mit seinem Gegenspieler Glukagon auch den Cholesterinspiegel im Blut beeinflusst, wirkt Chrom auch der Gefäßverkalkung (Arteriosklerose) entgegen.
- **Tagesbedarf:** Laut Angeben der Deutschen Gesellschaft für Ernährung brauchen Erwachsene am Tag zwischen 30–100 µg Chrom. Kinder sollten im Alter bis zu sieben Jahren täglich zwischen 20–80 µg Chrom zu sich nehmen. Die durchschnittliche tatsächliche Chromzufuhr in der Bevölkerung wird von Experten deutlich niedriger eingeschätzt – Mangel-Erscheinungen haben hier also leichtes Spiel.

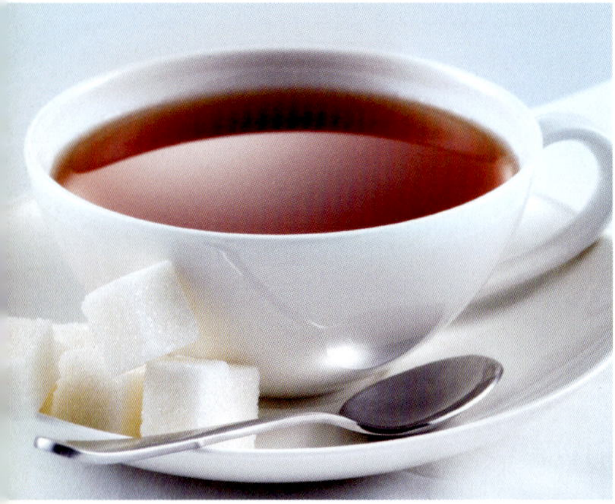

Reich an Chrom, schwarzer Tee

- **Unterdosierung:** Liegt im Organismus ein Chrommangel vor, wird damit die Aktivität von Insulin beeinträchtigt, so dass es zu einem Anstieg des Zuckerspiegels kommt. Gleichzeitig nimmt auch das Risiko von Arteriosklerose zu. Außerdem können sich – bei langfristigem und gravierendem Chrommangel – Nervenfunktionsstörungen einstellen.

- **Überdosierung:** Chromvergiftungen treten nicht durch ein Überangebot an Chrom in der Nahrung auf, sondern nach langjährigem Kontakt mit chromhaltigen Chemikalien. Sie äußern sich dann durch Kreislaufzusammenbruch, Erbrechen mit Blutbeimengungen, Hautallergien, Ekzeme, Durchfälle, Bauchkrämpfe.

- **Vorkommen:** In Vollkornprodukten, Käse, Kartoffeln, Leber, schwarzem Tee, Kakao, Bierhefe, Naturreis, Artischocken, Blütenhonig, Spargel, schwarzem Pfeffer, Nüssen.

Eisen

- **Wirkung im Organismus:** Eisen ist bedeutender Bestandteil des roten Blutfarbstoffes Hämoglobin und des Muskelfarbstoffes Myoglobin. Beim Hämoglobin übernimmt es die Aufgabe, Sauerstoff und Kohlendioxid zu binden. Damit wird lebenswichtiger Sauerstoff von der Lunge über den Blutkreislauf in die Körperzellen transportiert, der dort für die Verbrennung notwendig ist. Das dabei entstehende „Abfallprodukt" Kohlendioxid wird vom Eisenbestandteil des Hämoglobins ebenfalls gebunden, abtransportiert und der Ausscheidung aus dem Organismus zugeführt. Der Muskelfarbstoff Myoglobin speichert Sauerstoff in den Muskeln und setzt ihn frei, sobald er benötigt wird – etwa, wenn bei er-

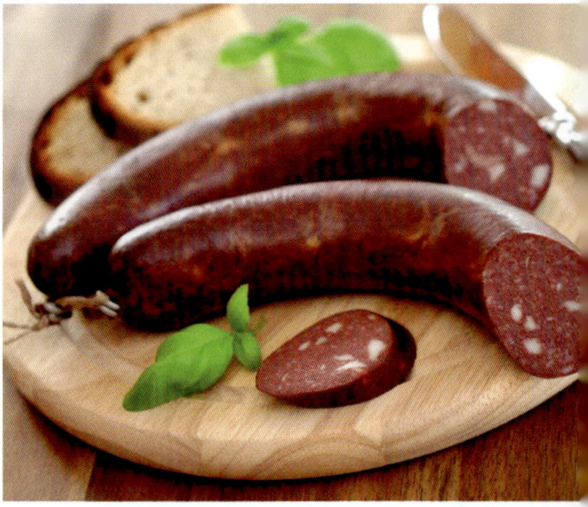

Reich an Eisen, Blutwurst

höhter Muskelaktivität durch eine gesteigerte Verbrennung mehr Energie zur Verfügung gestellt werden muss. Eisen ist also ein ganz wesentlicher Faktor für die Sauerstoffversorgung des Körpers. Darüber hinaus ist es Bestandteil verschiedener Enzyme, die die Entgiftung des Organismus in Gang halten.

- **Tagesbedarf:** Erwachsene benötigen zwischen 10 und 15 mg Eisen am Tag. Frauen haben aufgrund der Monatsblutung einen etwas höheren Bedarf als Männer. Dieser Eisenbedarf steigt in der Schwangerschaft zusätzlich an.
- **Unterdosierung:** Eisenmangelanämie (Blutarmut), erhöhte Krankheitsanfälligkeit, Erschöpfungszustände, verringerte Belastungsfähigkeit, Angespanntheit, Appetitlosigkeit, Konzentrationsschwierigkeiten, eingerissene Mundwinkel, übersteigerte Nervosität, Schlafstörungen, blasse und raue Haut, Rillen in den Fingernägeln, Kopfschmerzen, brüchiges Haar, Wetterfühligkeit.
- **Überdosierung:** Braunfärbung der Haut aufgrund einer Leberfunktionsstörung, Herzmuskelschwäche, Schädigung der Bauchspeicheldrüse, Diabetes.
- **Vorkommen:** In Vollkornprodukten, Fisch, Fleisch, Pistazien, Spinat, Hülsenfrüchten, Bäcker- und Bierhefe.

Fluor

- **Wirkung im Organismus:** Fluor härtet den Zahnschmelz und hemmt im Mund die Vermehrung von Bakterien. Damit schützt es auf zweifache Weise die Zähne vor Karies. Darüber hinaus härtet es die Knochen und fördert den Einbau von Kalzium in die Knochensubstanz. Fluor ist auch am Aufbau von Muskeln, Haut, Haaren, Bindegewebe und Bändern beteiligt.

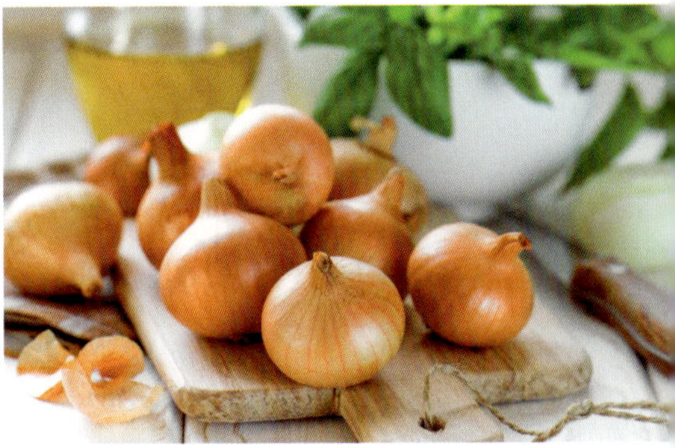

Reich an Fluor, Zwiebeln

- **Tagesbedarf:** Der tägliche Fluoridbedarf variiert abhängig von Alter und Geschlecht Säuglinge: zwischen 0,25 bis 0,5 mg. Kinder und Jugendliche bis 15 Jahre: zwischen 0,7 und 3,2 mg. Erwachsene und Jugendliche ab 15 Jahren: Frauen: 2,9 bis 3,1 mg. Männer: 3,2 bis 3,8 mg.
- **Unterdosierung:** Zahnfäule (Karies), Wachstumsstörungen, durch Entkalkung hervorgerufene, gesteigerte Knochenbrüchigkeit.
- **Überdosierung:** Schilddrüsenfunktionsstörungen, Zahnverfärbungen, Knochenverformungen, Nierenschäden, Übelkeit mit Erbrechen. Ab einer Zufuhr von fünf Gramm kann Fluor tödlich sein. Eine Fluor-Überdosierung durch Nahrungsmittel ist jedoch nicht möglich.
- **Vorkommen:** In schwarzem Tee, Walnüssen, Fisch, Zwiebeln, Spinat, Pilzen, Schweineleber, Rinderniere.

Jod

- **Wirkung im Organismus:** Jod ist wichtiger Baustoff für die in der Schilddrüse produzierten Hormone. Ohne Jod wäre ihre Herstellung nicht möglich. Außerdem greift Jod in die Verbrennung der Nährstoffe im Organismus ein und steuert die Geschwindigkeit der Verbrennungsvorgänge.
- **Tagesbedarf:** Der Tagesbedarf an Jod liegt bei Jugendlichen und Erwachsenen bei 180 bis 200 µg. Kleinkinder benötigen um die 50 bis 80 µg und Kinder bis zum 14. Lebensjahr sollten täglich ca. 80 bis 180 µg Jod zuführen. Höher ist der Jodbedarf von schwangeren

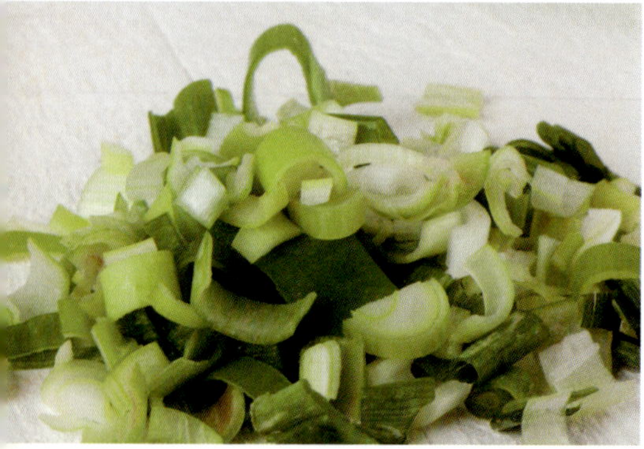
Reich an Jod, Lauchgemüse

und stillenden Frauen: 230 bis 500 µg Jod sollten es hier schon sein. Gegebenenfalls ist in diesem Fall bzw. bei einer unzureichenden Versorgung mit Jod über die Nahrung die Gabe eines geeigneten Jod-Präparats geeignet. Sprechen Sie hierzu auch mit Ihrem Arzt.

- **Unterdosierung:** Schilddrüsenfunktionsstörungen mit Kropfbildung und allen damit verbundenen Beschwerden (siehe den Abschnitt „Jod – das Lebensmineral für die Schilddrüse", Seite 86).
- **Überdosierung:** Ebenfalls Schilddrüsenfunktionsstörungen, Verdauungsbeschwerden, Hautjucken, Bindehautentzündungen.
- **Vorkommen:** In Käse, Seefisch, Meerestieren, Feldsalat, Lauch, Sauerkraut.

Kobalt

- **Wirkung im Organismus:** Kobalt ist wesentlicher Bestandteil von Vitamin B_{12} (Cobalamin) und trägt über dieses zur Bildung der roten Blutkörperchen bei. Darüber hinaus fördert Kobalt die Aufnahme von Eisen im Darm und die Tätigkeit verschiedener Enzyme.
- **Tagesbedarf:** Wie hoch der Kobalt-Bedarf ist, ist nicht genau bekannt. Allerdings benötigt der Mensch Vitamin B_{12}, welches unter anderem aus Kobalt besteht. Der Vitamin B_{12}-Bedarf ist zwar nicht sehr hoch, das Vitamin erfüllt aber viele wichtige Funktionen im menschlichen Körper. Für die Aufnahme von Vitamin B_{12} wird ab einem Alter von 13 Jahren eine tägliche Zufuhr von 3 Mikrogramm Vitamin B_{12} emp-

fohlen, Kinder bis zu 13 Jahren benötigen etwas weniger. Bei Schwangeren und Stillenden ist der Bedarf an Vitamin B_{12} etwas höher: Werdende Mütter benötigen rund 3,5 Mikrogramm, Stillende 4 Mikrogramm Vitamin B_{12} pro Tag.

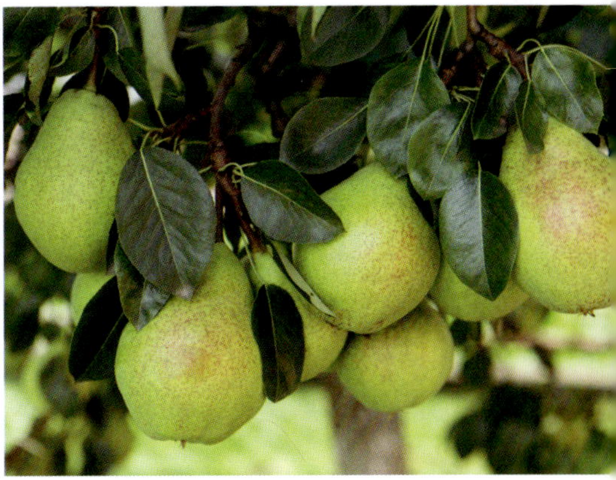

Reich an Kobalt, Birnen

- **Unterdosierung:** Abgeschlagenheit, Nervosität, Nervenfunktionsstörungen wie etwa „Ameisenlaufen" in Armen und Beinen, Magen-Darm-Probleme, chronische Müdigkeit, Inkontinenz, Appetitlosigkeit, Blutarmut.
- **Überdosierung:** Herzmuskelleiden bis hin zum Herzversagen, Schilddrüsenvergrößerung, Appetitlosigkeit, Gewichtsabnahme.
- **Vorkommen:** In Rinder- und Kalbsleber, Birnen, Erdnüssen, Hülsenfrüchten, Kakaopulver, Weizenkeimen, Naturreis, Weiß- und Rotkohl, Flunder, Haferkorn, Brokkoli, Walnüssen, Vollmilchschokolade.

Kupfer

- **Wirkung im Organismus:** Kupfer unterstützt den Aufbau von Teilen der Nervenfasern, der Zellen, von Bindegewebe, der roten Blutkörperchen sowie der Farbstoffe für Haut und Haare. Außerdem ist es am Eiweißstoffwechsel beteiligt und stärkt als wichtiger Bestandteil der Abwehrkörper das Immunsystem. Im Darm fördert es die Aufnahme von Eisen und trägt somit indirekt zur Sauerstoffversorgung des Organismus bei.

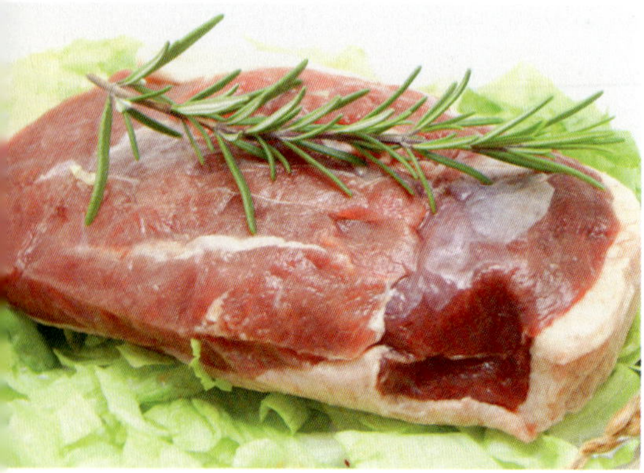

Reich an Kupfer, Entenbrust

- **Tagesbedarf:** Bislang gibt es nur Schätzwerte darüber, wie hoch der Kupferbedarf beim Menschen genau ist. In der Regel wird der durchschnittliche Kupferbedarf durch eine normale Ernährung leicht gedeckt – eine Unterversorgung ist bei gesunden Menschen somit unwahrscheinlich. Kleinere Kinder und Säuglinge benötigen etwas weniger Kupfer als ältere Kinder, Jugendliche und Erwachsene. Erwachsene und Kinder über sieben Jahren haben einem geschätzten Kupferbedarf von 1 bis 1,5 Milligramm täglich.
- **Unterdosierung:** Störung der Geschmackswahrnehmung, Abgeschlagenheit, erhöhte Krankheitsanfälligkeit, vorzeitiges Ergrauen der Haare, Haarausfall, Appetitlosigkeit, Nervenfunktionsstörungen und – über die Beeinträchtigung der Aktivität von Eisen – Blutarmut.
- **Überdosierung:** Bindehautentzündung, Schmerzen in Muskeln und Gelenken, Darmkrämpfe mit Durchfällen, Leberschäden.
- **Vorkommen:** In Ente, Emmentaler, Tomaten, Kaninchen, Muscheln, Langusten, Spargel, Sauerkraut, Spinat, Sonnenblumenkernen, Sesamsamen, Nüssen, Mandeln, Vollkornprodukten, Kakaopulver, Datteln, Bäckerhefe, Rinderleber, Zucker- und Kichererbsen.

Mangan

- **Wirkung im Organismus:** Mangan ist Bestandteil verschiedener Enzyme, andere regt es zur Aktivität an, ohne selbst in sie eingebaut zu sein. Zusammen mit Kalzium trägt es zum Aufbau der Zähne, der

Knochen und des Bindegewebes bei. Außerdem ist es am Kohlenhydratestoffwechsel beteiligt und unterstützt den Abbau von Cholesterin.

- **Tagesbedarf:** Erwachsene sollten Schätzungen zufolge täglich etwa zwei bis fünf Milligramm Mangan über die Nahrung aufnehmen. Der Bedarf ist während der Schwangerschaft und Stillzeit nicht erhöht. Der tägliche Bedarf an Mangan wird bei einer ausgewogenen Ernährung normalerweise ausreichend gedeckt.
- **Unterdosierung:** Schwindelanfälle, Übelkeit mit Erbrechen, Hautentzündungen, Gewichtsabnahme. Allerdings traten diese Symptome aufgrund eines Manganmangels bisher noch nie auf natürliche Weise auf, sondern konnten lediglich im Experiment hervorgerufen werden.
- **Überdosierung:** Nervenstörungen, Bronchitis, Bronchialasthma, Lungenentzündung, Magen-Darm-Probleme. Eine Überdosierung kommt jedoch durch die Ernährung nicht zustande, sondern lediglich, wenn Menschen erhöhten Mangankonzentrationen in der Umwelt, zum Beispiel beim Erzbergbau, ausgesetzt sind.
- **Vorkommen:** In Roter Bete, Spinat, Hirse, Roggenprodukten, Weizenkeimen und -kleie, Buchweizen, Vollkornreis, Grünkern, Hasel- und Walnüssen, Kartoffeln, Haferflocken, Sojabohnen, Sonnenblumenkernen, Kidneybohnen, Bäcker- und Bierhefe.

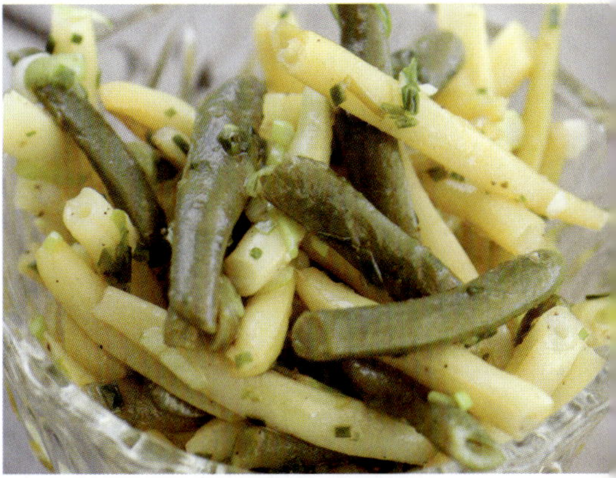

Reich an Mangan, Bohnensalat

Molybdän

- **Wirkung im Organismus:** Molybdän unterstützt die Aktivität von Enzymen, darunter auch von Xanthinoxidase. Diese fördert die Ausscheidung von

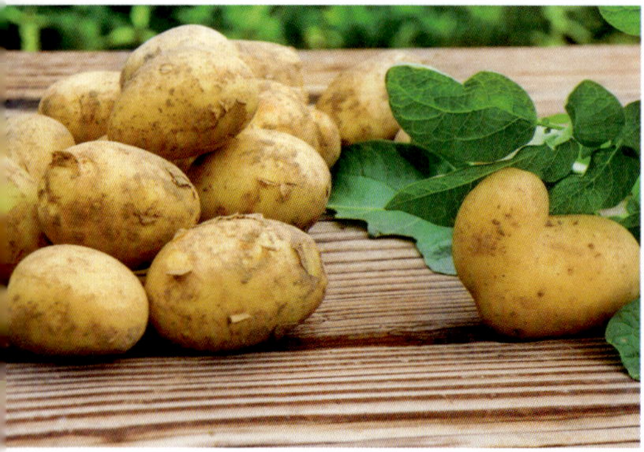

Reich an Molybdän, Kartoffeln

Harnsäure über die Nieren und beugt damit Gicht vor, die bei einer erhöhten Harnsäurekonzentration im Organismus auftritt. Molybdän stärkt das Immunsystem und regt die Entgiftung des Körpers durch die Leber an. Zusammen mit Fluor trägt es auch zum Kalziumeinbau in Knochen und Zähne bei.

- **Tagesbedarf:** Wie viel Molybdän der Mensch über die Nahrung benötigt, ist nicht abschließend geklärt – daher kann der Bedarf bisher nur geschätzt werden. Der tägliche Bedarf an Molybdän sollte Schätzungen zufolge für Männer und Frauen zwischen 50 bis 100 Mikrogramm liegen. Bei normaler Ernährung wird dieser tägliche Bedarf ausreichend gedeckt: So enthalten 100 Gramm Hühnerfleisch beispielsweise bis zu 60 Mikrogramm Molybdän. In 100 Gramm Nudeln sind bis zu 50 Mikrogramm enthalten.
- **Unterdosierung:** Karies, erhöhter Harnsäuregehalt bis hin zu Gicht, Blutarmut.
- **Überdosierung:** Gicht, wie auch bei Molybdänmangel.
- **Vorkommen:** In Mais, Hülsenfrüchten, Sojamehl, Haferkorn, Weizenkeimen, Eiern, Erdnüssen, Kartoffeln, Bierhefe, Vollkornreis, Kokosnuss, Innereien, Huhn, Erbsen, grünen Bohnen.

Nickel

- **Wirkung im Organismus:** Nickel zieht im Hintergrund die Fäden und ist indirekt an wichtigen Vorgängen im Organismus beteiligt, indem es die Aktivität verschiedener Hormone und Enzyme verstärkt. Über diesen „Umweg" beeinflusst es den Kohlenhydratstoffwechsel, die Blutgerinnung, den Abbau des Blutzuckers, den Blutdruck sowie die Aufnahme von Eisen im Darm.

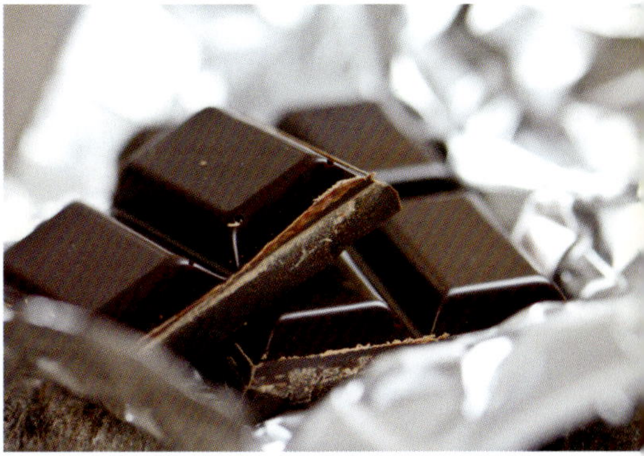

Reich an Nickel, Schokolade

- **Tagesbedarf:** Der tägliche Bedarf an Nickel wird auf 25 bis 30 Mikrogramm geschätzt. Die tatsächliche Aufnahme liegt mit 150 bis 500 Mikrogramm jedoch meistens darüber. Von dem in der Nahrung enthaltenen Nickel nimmt der Körper 1 bis 10 Prozent auf. Die Aufnahme erfolgt dabei im Dünndarm. Der gleichzeitige Verzehr von Vitamin-C-haltigen Lebensmitteln, Kaffee, Tee oder Milch behindert jedoch die Aufnahme. Pflanzliche Nahrungsmittel haben im Vergleich zu tierischen Produkten in der Regel einen höheren Nickelgehalt.
- **Unterdosierung:** Bei einer Unterdosierung von Nickel sind keine Symptome bekannt.
- **Überdosierung:** Durch Hautkontakt mit Nickel können Hautallergien auftreten.
- **Vorkommen:** In Kakaopulver, Haferkorn, Weizenvollkornprodukten, Schokolade, schwarzem Tee, Kaffee, Mais, weißen Bohnen, Wirsing, Erbsen, Hasel- und Walnüssen, Hülsenfrüchten, Schokolade.

Selen

- **Wirkung im Organismus:** Selen ist eine äußerst wichtige Stütze des Immunsystems, indem es – wie auch Vitamin E – vor Krebs und Herzinfarkt schützt. Es wehrt die Angriffe Freier Radikaler ab und verhindert somit die Entartung von Zellen sowie Arteriosklerose. Darüber hinaus bindet es Schwermetalle wie Blei, Quecksilber und Cadmium und nimmt ihnen damit ihre gesundheitsschädliche Wirkung. Allgemein unterstützt Selen die Arbeit von Leber und Bauchspeicheldrüse.

- **Tagesbedarf:** Laut Schätzung der Deutschen Gesellschaft für Ernährung benötigt der gesunde Erwachsene täglich 30 bis 70 µg Selen. Die Realität sieht allerdings anders aus. Selenunterversorgung ist keine Seltenheit! Über 40 µg Selen kommen viele im Alltag schlichtweg nicht hinaus. Um einer Selenunterversorgung frühzeitig entgegen zu steuern, sollte man daher auf seine Selenzufuhr achten. Das gilt besonders für folgende Personengruppen: Raucher, ältere Menschen und Personen, die besonders anfällig für Infekte sind.
- **Unterdosierung:** Erhöhte Anfälligkeit für Krebs und Herzinfarkt, allgemeine Muskelschwäche und Herzmuskelschwäche, rheumatische Erkrankungen, Leberfunktionsstörungen.
- **Überdosierung:** Müdigkeit, Haarausfall, Karies, Übelkeit und Erbrechen, Nagelverlust, Gelbfärbung der Haut, starker Mundgeruch, Ausfälle im Zentralnervensystem.
- **Vorkommen:** In Weizenkleie und -keimen, Vollkornprodukten, Scholle, Hummer, Austern, Aal, Rotbarsch, Schweine- und Rinderniere, Schweinefleisch, Hühnerleber, Sojabohnen, Reis.

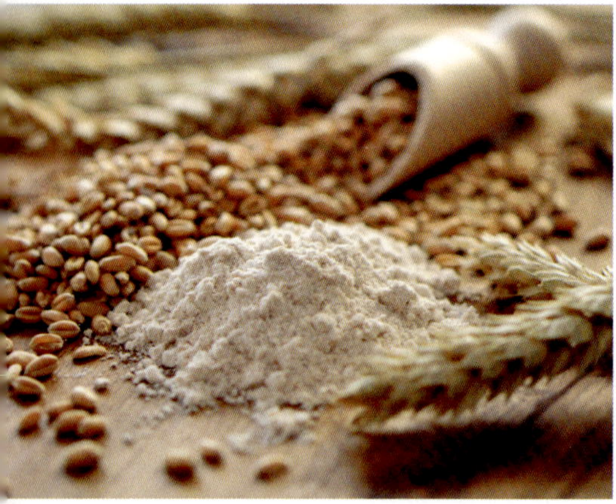

Reich an Silizium, Weizenkorn

Silizium

- **Wirkung im Organismus:** Silizium hält das Gewebe, darunter auch die Gefäßwände, elastisch, sorgt für straffe Haut und regt das Wachstum von Haaren, Finger- und Zehennägeln an. Es beschleunigt die Wundheilung und unterstützt die Arbeit der Killerzellen des Immunsystems, indem es sie zu verstärkter Aktivität antreibt. Im Verdauungstrakt erleichtert Silizium die Aufnahme von Kalzium, was wiederum Zähnen und Knochen zugute kommt.

- **Tagesbedarf:** Der tägliche Bedarf an Silizium wird auf 10 bis 40 Milligramm geschätzt; eine offizielle Empfehlung gibt es bisher jedoch nicht. In der Regel decken Erwachsene und Kinder diesen Bedarf ab – Nahrungsergänzungsmittel wie Ackerschachtelhalm oder Kieselerde sind nicht nötig.
- **Unterdosierung:** Haarausfall, brüchige Fingernägel, Wachstumsstörungen.
- **Überdosierung:** Symptome bei einer Überdosierung sind bisher nicht bekannt.
- **Vorkommen:** In Weizen-, Roggen-, Hafer- und Gerstenkorn, grünen Bohnen, Kartoffeln, Lauch, Bananen.

Vanadium

- **Wirkung im Organismus:** Vanadium ist ein Spurenelement, dessen Funktionen nicht endgültig erforscht sind. Es wird jedoch vermutet, dass es am Fettstoffwechsel beteiligt ist und darüber den Cholesterinspiegel beeinflusst, am Aufbau von Zahn- und Knochensubstanz mitwirkt und die Schild-

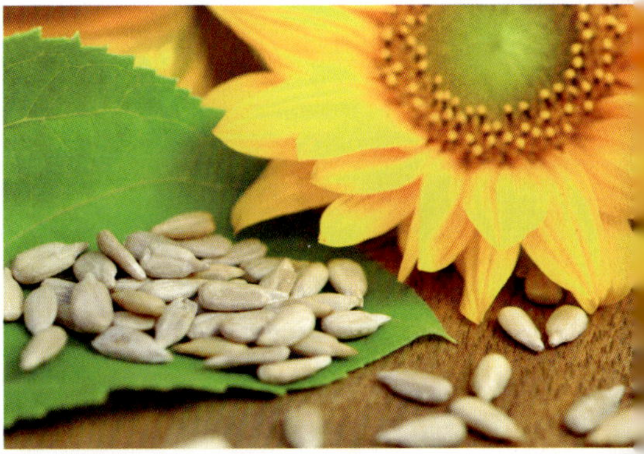

Reich an Vanadium, Sonnenblumenkerne

drüse unterstützt. Eine blutzuckerspiegelsenkende Wirkung konnte nicht festgestellt werden.

- **Tagesbedarf:** Zum Bedarf an Vanadium gibt es bislang keine ausdrücklichen Empfehlungen, da nicht feststeht, ob Vanadium lebensnotwendig ist. Schätzungen zufolge sollte der Mensch täglich zwischen 10 und 30 Mikrogramm Vanadium über die Nahrung aufnehmen. In der Regel wird dieser Bedarf bei einer normalen Ernährung ausreichend gedeckt.
- **Unterdosierung:** Symptome bei einer Unterdosierung sind bislang nicht bekannt.
- **Überdosierung:** Auf natürlichem Wege mit der Ernährung wurde bislang keine Überdosierung beobachtet. Durch vermehrten Kontakt mit Vanadium, zum Beispiel bei der Metallverarbeitung in der Stahlindustrie, traten Bindehautentzündungen, Lungenkrämpfe und -entzündungen, Atembeschwerden, Herzrhythmusstörungen, Übelkeit mit Erbrechen, Sehprobleme, Kopfschmerzen und Hautekzeme auf.
- **Vorkommen:** in Krabben, Hummer, Austern, Nüssen, Reis, Vollkornprodukten, Hülsenfrüchten sowie in Pflanzenölen aus Sojabohnen, Sonnenblumenkernen, Maiskeimen und Erdnüssen.

Zink

- **Wirkung im Organismus:** Zink greift in den Eiweiß- und Kohlenhydratstoffwechsel ein, steuert die Herstellung des Bauchspeicheldrüsenhormons Insulin und ist Bestandteil von mehr als 70 Enzymen, deren Aktivität es erhöht. Darüber hinaus fördert und beschleunigt es die Wundheilung. Auf das Immunsystem hat Zink einen anregenden Einfluss, ebenso wie auf die Wirkung der Sexualhormone. Es begünstigt das Haarwachstum und bindet – ähnlich wie Selen – Schwermetalle so, dass sie unschädlich werden.

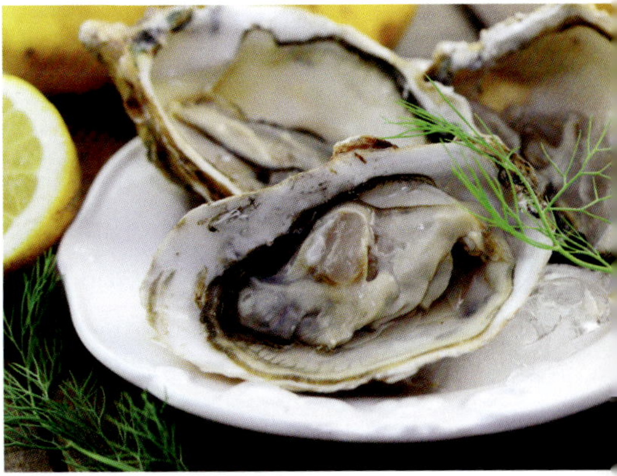

Reich an Zink, Austern

- **Tagesbedarf:** Erwachsene brauchen laut der Deutschen Gesellschaft für Ernährung zwischen 7 und 10 mg am Tag. Stillende Frauen haben mit etwa 11 mg einen etwas erhöhten Bedarf an Zink.
- **Unterdosierung:** Haarausfall, brüchige Nägel, langsame Wundheilung, Wachstumsstörungen wie Zwergwuchs, anhaltende Müdigkeit, Hautleiden, Beeinträchtigung der Geruchs- und Geschmackswahrnehmung, erhöhte Infektionsanfälligkeit, Nachtblindheit, depressive Verstimmungen.
- **Überdosierung:** Magen-Darm-Reizungen, Nierenfunktionsstörungen, Durchfälle, Übelkeit mit Erbrechen, Kopfschmerzen und Anämie (Blutarmut) durch die verstärkte Ausscheidung von Eisen und Kupfer infolge Zinküberschuss.
- **Vorkommen:** In Austern, Schaf-, Rind- und Kalbfleisch, Weizen- und Roggenkeimen, Gerste, Grünkern, Haferflocken, Käse, Kürbis- und Sonnenblumenkernen, Thunfisch, Sprotten, Krabben, Garnelen, Muscheln, Sesamsamen, Linsen, Erbsen, Truthahn, Huhn, Zwiebeln.

Sind Mineralstoffpräparate empfehlenswert?

Im Grunde genommen ist nichts gegen die Einnahme von Mineralstoffpräparaten einzuwenden. Es gibt sowohl Monopräparate, die nur aus einem einzigen Mineralstoff bestehen, als auch Präparate, die eine Kombination mehrerer Mineralstoffe enthalten. Wobei auch hier gilt: Eine ausgewogene, natürliche Ernährung zur Deckung des Mineralstoffbedarfs ist künstlichen Präparaten vorzuziehen.

Werden Mineralstoffpräparate eingenommen, sollte dies erst nach Rücksprache mit dem Arzt erfolgen. Er kann abschätzen – oder mit einer Laboranalyse auch klar feststellen –, ob wirklich ein Mineralstoffmangel vorliegt, der eines Ausgleichs bedarf. Dann haben sich Mineralstoffpräparate in Chelat-Verbindungen gut bewährt. Das sind komplexe Verbindungen von Mineralstoffen mit organischen Substanzen, zum Beispiel mit Eiweißen, organischen Säuren oder Enzymen, die die Aufnahme der Mineralstoffe im Organismus unterstützen. Schon aus Verkaufsgründen ist das in der Regel auf den Verpackungen angegeben.

Lebensmittel mineralstoffschonend zubereiten

Im Wesentlichen gilt auch hier, was auf die Vitamine zutrifft. Je älter ein Lebensmittel ist und je länger es gelagert wird, desto mehr leidet der Mineralstoffgehalt darunter. Auch kann anhaltender Kontakt mit Wasser dazu beitragen, dass Mineralstoffe herausgelöst werden und dadurch verloren gehen. Deshalb hier ein paar Tipps zum mineralstoffschonenden Umgang mit Nahrungsmitteln:

- Wässern Sie Gemüse – wie etwa Salat – nicht vor der Zubereitung, sondern lagern Sie es trocken. Reduzieren Sie den Kontakt mit Wasser auf die kürzestnotwendige Zeit, zum Beispiel auf die reine Kochzeit im Dampfkochtopf.
- Schälen Sie Gemüse oder Obst lediglich, wenn es wirklich notwendig ist. Entfernen Sie auch dann nur so wenig Schale wie nötig. Häufig befinden sich in ihr oder kurz darunter die meisten Mineralstoffe.
- Verwenden Sie Obst und Gemüse möglichst frisch. Verdirbt die Ware, leiden auch die Mineralstoffe darunter.
- Dünsten Sie Gemüse – wie zum Beispiel in der asiatischen Küche – nur kurz an, so dass es noch knackig bleibt. Das schont die wertvollen Mineralstoffe.
- Bei der Zubereitung von Fleisch gehen durch Grillen am wenigsten Mineralstoffe verloren. Verwenden Sie dazu möglichst einen Elektrogrill, oder wickeln Sie das Grillgut beim Holzkohlegrill in Aluminiumfolie. Damit verhindern Sie, dass Fett in die Glut tropft, dort krebserregendes Benzpyren entsteht, mit dem Dampf nach oben steigt und am Grillgut kleben bleibt.
- Schonend für die Mineralstoffe in Fisch und Fleisch ist auch das kurze Anbraten mit wenig Fett in der Pfanne.

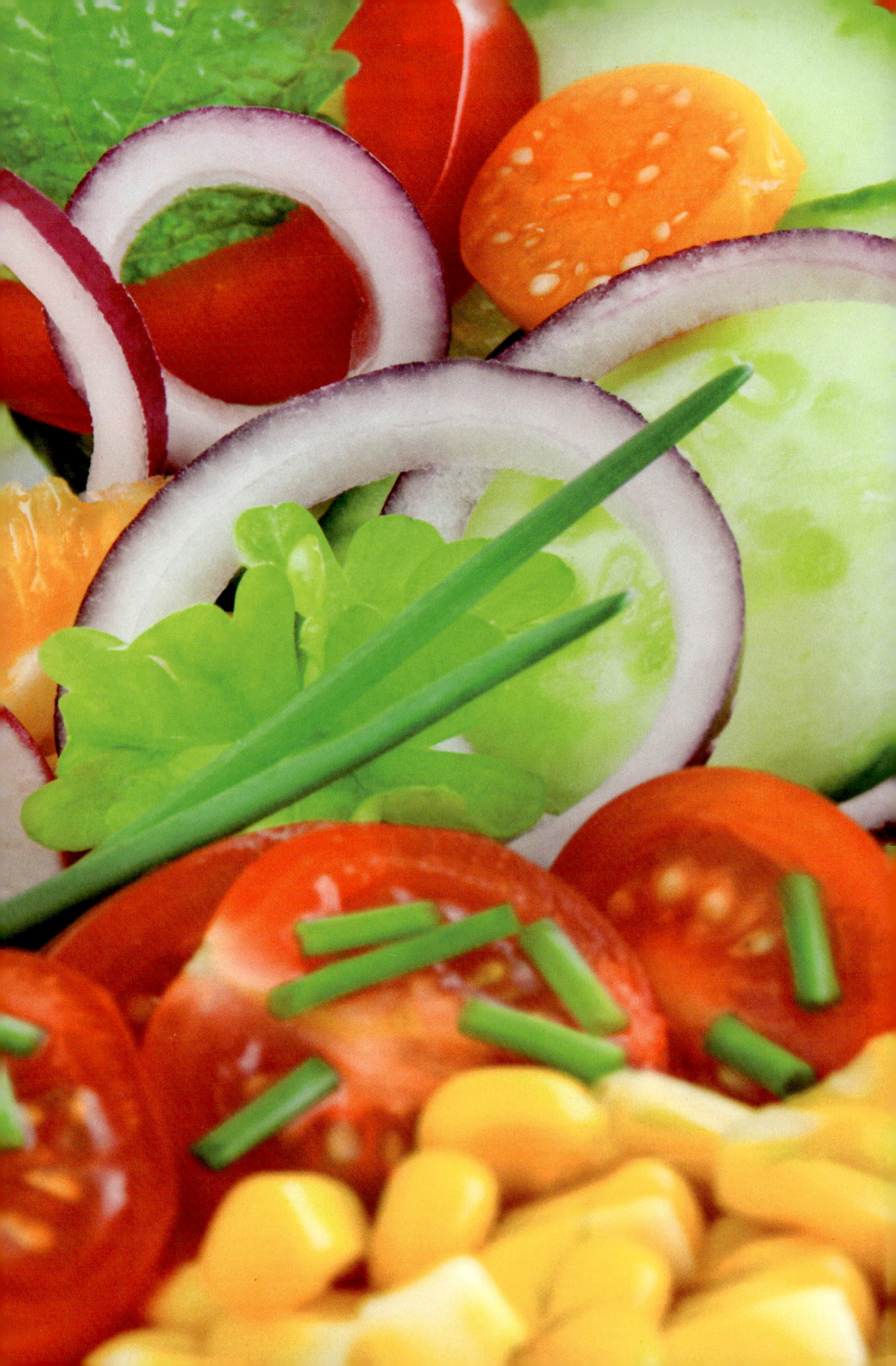

Enzyme

Die Hüter der Lebensfunktion

Ohne Enzyme wäre kein Leben möglich. Dabei wird die Zahl der natürlich vorkommenden Enzyme auf mehr als 10.000 geschätzt, von denen um die 4000 bisher identifiziert wurden. Sie organisieren und verwalten, regeln und beschleunigen sämtliche biochemischen Abläufe im Körper. Wie Verkehrspolizisten wachen sie darüber, dass keine Staus auftreten und Schrott nach „Unfällen" entsorgt wird. Sie steuern die Lebensprozesse und heilen Krankheiten.

Enzyme sind Bio-Katalysatoren, die chemische Reaktionen erst ermöglichen und nach deren Zustandekommen unverändert wieder daraus hervorgehen. Ein Beispiel: Fett und Wasser sind zwei Substanzen, die von sich aus nie eine Verbindung eingehen würden. Fett schwimmt oben, Wasser bleibt unten. Wird der Mischung jedoch ein bestimmtes Enzym hinzugefügt, vermittelt es zwischen den beiden „verfeindeten" Parteien, bis sie sich einander annähern und schließlich doch verbinden. Katalysatoren sind Substanzen, die die Reaktionen von Stoffen miteinander ermöglichen und beschleunigen, die von sich aus nie stattfinden würden oder nur wesentlich langsamer abliefen. So auch die Versorgung der Körperzellen mit Sauerstoff, die schnell und gezielt geschehen muss. Wäre sie nur für wenige Minuten unterbrochen, würden die Zellen unweigerlich absterben.

Rote Blutkörperchen enthalten Eisen, das in der Lage ist, Sauerstoff zu binden. Nichts anderes geschieht, wenn Metall rostet. Allerdings dauert dieser Vorgang in der Natur oft Monate, wenn nicht sogar Jahre. Enzyme in der menschlichen Lunge bewirken, dass die Übernahme von Sauerstoff aus der Atemluft auf die Eisenbestandteile der Blutkörperchen binnen Sekunden vonstatten geht. Über den Blutkreislauf wird er zu den Zellen transportiert und dort – ebenfalls wieder unter dem Einfluss von Enzymen – abgegeben.

Andere Enzyme sind dafür verantwortlich, dass in Wunden nach Verletzungen das Blut gerinnt. Damit das aber nicht im Blutkreislauf geschieht, in dem das Blut flüssig bleiben muss, gibt es „Gegenenzyme“, die im Körper die Gerinnungsreaktion unterbinden. In Magen und Darm sorgen Verdauungsenzyme dafür, dass Kohlenhydrate, Eiweiße und Fette abgebaut werden können.

Enzyme in der Tränenflüssigkeit schützen die Augen vor Infektionen, indem sie Viren und Bakterien vernichten. Den Abtransport dieser „Leichen“, wie sie auch nach Abwehrschlachten in anderen Körperteilen vorliegen, organisieren wiederum Enzyme. Auf diese Weise wird der Körper entgiftet und ständig gereinigt.

Im Wesentlichen gibt es drei Hauptarten von Enzymen:

- Enzyme, die in den Körperdrüsen, hauptsächlich in der Bauchspeicheldrüse, gebildet werden und für die Verdauung zuständig sind;
- Enzyme, die aus den Körperzellen in den Blutkreislauf gegeben werden und dafür sorgen, dass das Blut flüssig bleibt und nur nach Verletzungen gerinnt. Sie sind auch dafür zuständig, Ablagerungen von den Gefäßwänden zu beseitigen und die Adern sauber zu halten;
- Enzyme, die in den Körperzellen gebildet werden und dort bleiben, um den Stoffwechsel zu steuern.

Jedes der ca. 4000 bekannten Enzyme – abgesehen von wenigen Ausnahmen – kann jedoch nur eine ganz bestimmte Aufgabe bewältigen, für die es geschaffen ist. So ist es zu erklären, dass beim Mangel eines Enzyms seine Funktion nicht von anderen Enzymen übernommen werden kann. Der Mensch wird krank – von Blähungen und leichten Verdauungsstörungen über Rheuma und Arteriosklerose bis hin zu Krebs reichen die Symptome.

Auch ein vorzeitiger Alterungsprozess ist auf das Fehlen wichtiger Enzyme zurückzuführen. Von seiner biologischen Beschaffenheit her wäre jeder Mensch leicht dazu in der Lage, ein Alter von 120 Jahren zu erreichen und bis kurz vor seinem Ende körperlich und geistig fit zu bleiben. In der Realität beginnt das Altern jedoch bereits ab 30. Ursache dafür ist ein Mangel an Enzymen, die dafür zuständig sind, Schlacken und Gifte aus den Körperzellen abzutransportieren. Die Zellen verlieren an Lebenskraft, weil sie im „Unrat" förmlich ersticken.
Um Krankheiten und vorzeitigem Altern vorzubeugen, ist es wichtig, dem Organismus ausreichend Vitamine zu geben. Denn diese unterstützen die Enzyme. Oder über die Nahrung Enzymbausteine aufzunehmen, die dann im Körper wirken können.
Eine Schwäche allerdings haben auch Enzyme: Sie sind extrem hitzeempfindlich. Bei Temperaturen nur wenig über 40 Grad Celsius werden sie zerstört, weshalb höheres Fieber so gefährlich ist. In der Milch zum Beispiel, die eigentlich ein regelrechter Enzymcocktail wäre, sind kaum mehr welche vorhanden – weil sie beim Pasteurisieren durch Erhitzen zerstört wurden. Ähnliches geschieht mit den Vitaminen, die ebenfalls bei höheren Temperaturen denaturiert, also unwirksam werden.

Wichtig für eine gesunde Ernährung, damit der Organismus ausreichend über Bausubstanz für Bio-Katalysatoren verfügt, ist die Versorgung mit möglichst naturnahen Nahrungsmitteln:

- Vor der eigentlichen Mahlzeit einen kleinen Teller mit rohem Gemüse der Saison oder Salat essen.
- Reichlich frisches Obst auf den Speiseplan setzen.
- Wer kein Obst oder Gemüse essen mag, kann auch auf ein Glas Obst- oder Gemüsesaft ausweichen.
- Zwei- bis dreimal in der Woche ein paar Gabeln ungekochtes Sauerkraut zu sich nehmen.
- Mit Müsli, Haferflocken oder Vollkornbrot das Frühstück bereichern.

- Auf Zucker und Weißmehl möglichst verzichten, da sie dem Organismus Vitamine, und damit Enzymbausteine, entziehen.
- Mehrere kleine Mahlzeiten über den Tag verteilt schonen die Enzymreserven des Körpers.

Enzyme in der Medizin

Enzyme unterstützen die Selbstheilungskräfte des Körpers. Sie stärken das Immunsystem, damit es besser und effektiver gegen Krankheitserreger wie Viren und Bakterien vorgehen kann. Entzündungsabläufe werden beschleunigt. Entzündungen sind positive Reaktionen des Körpers auf Störungen oder Verletzungen. Sie zeigen an, dass der Heilungsprozess in Gang kommt. Die Enzyme helfen dem Körper, die Ursachen der Entzündung – und damit der Erkrankung beziehungsweise Verletzung – zu beseitigen. Außerdem verbessern Enzyme die Blutfließeigenschaft, was sich günstig auf die Durchblutung und die Gefäße auswirkt.

Das Wirkungsspektrum der Enzyme reicht von entzündungsbedingten Erkrankungen wie Rheuma, aber auch Virusinfektionen – zum Beispiel Herpes – über Autoimmunerkrankungen sowie der Behandlung von Sportverletzungen bis zur begleitenden Krebstherapie.

Kann der Körper Enzyme selbst herstellen?

Ja, und zwar ohne Einschränkung. Vorausgesetzt natürlich, es liegt keine Krankheit vor, die diese Fähigkeit beeinträchtigt. Der Organismus produziert ständig mehr als 2500 Enzyme. Grundbausteine dafür sind 24 verschiedene Aminosäuren, die in unterschiedlichen Reihenfolgen zusammengesetzt werden. Die Möglichkeit der Variationen ist so groß,

dass mehr als 2500 verschiedene Enzyme in Form von Eiweißkörpern daraus synthetisiert werden können.
Für eine optimale Funktion benötigen einige Enzyme ein Heer fleißiger Helfer, die so genannten Co-Enzyme. Diese jedoch kann der Organismus zum großen Teil nicht selbst herstellen, sondern muss sie über die Nahrung zu sich nehmen –es sind die Vitamine und Mineralstoffe. Fehlen sie, ist er bei den meisten Enzymen zwar in der Lage, die Grundbausteine (Aminosäuren) richtig miteinander zu verketten, doch es fehlt ihnen das „Leben", die Wirksamkeit.

Enzyme helfen bei Entzündungen

Jeder Mensch kennt es. Plötzlich kratzt es im Hals, man fühlt sich abgeschlagen, schläft nachts schlecht, und am nächsten Morgen ist die Erkältung in vollem Gange. Die Nase läuft, der Hals schmerzt, und beim tiefen Blick in den Spiegel sieht man, dass die Schleimhäute gerötet und entzündet sind. Die Abwehrschlacht gegen die Krankheitserreger ist in vollem Gange. Aber auch bei Verletzungen, wie zum Beispiel beim Umknicken mit dem Fuß oder einen Schnitt mit dem Messer in den Finger, kommt es zu Entzündungen. Bei allergischen Reaktionen, zum Beispiel bei Heuschnupfen, kommt es ebenfalls zu Entzündungen.
Die betroffene Körperregion wird rot, schwillt an, wird warm und schmerzt. Diese Reaktionen signalisieren, dass das Immunsystem intensiv daran arbeitet, den Normalzustand wiederherzustellen, also die Erkrankung zu heilen.

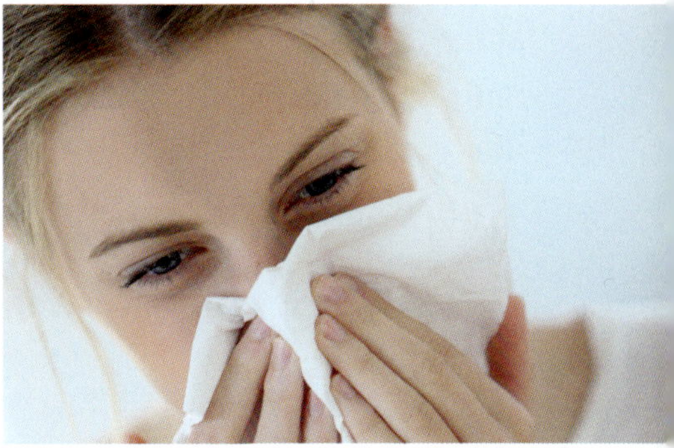

Ananas-Enzyme können in Kombination mit einer Standardtherapie die Symptome einer akuten Erkältung signifikant verkürzen.

Maßgeblich daran beteiligt sind auch die Enzyme. Sie helfen, den „Schadensbereich" abzugrenzen, damit er sich nicht weiter auf gesundes Gewebe ausdehnen kann. Außerdem machen sie das Blut flüssiger und verbessern die Durchblutung. Damit sorgen sie dafür, dass vermehrt für den Heilungsprozess wichtige Nährstoffe und Sauerstoff in die Krisenregion befördert werden. Gleichzeitig unterstützen sie Abwehrzellen dabei, die Krankheitserreger zu identifizieren, damit sie diese unschädlich machen können. Reste der Abwehrschlacht, wie abgetötete Erreger, zerkleinern sie und führen sie der Ausscheidung aus dem Organismus zu.

Enzyme heilen Gefäßerkrankungen

Jeder vierte Mann und jede zweite Frau leidet an Krampfadern. Fast jeder neunte Erwachsene verspürt mehr oder weniger starke Beschwerden, die davon ausgehen: Spannungsgefühle, schwere oder geschwollene Beine, Kribbeln beim Liegen oder Sitzen, nächtliche Wadenkrämpfe, Ziehen und Schmerzen. Ursache für das Venenleiden ist ein gestörter Rückfluss des Blutes zum Herzen auf seinem Kreislauf durch den Körper. Im Normalfall wird das Blut durch die Arterien vom Herzen aktiv weggepumpt. Der Rückfluss hingegen erfolgt passiv, ohne Kraftanstrengung oder die Unterstützung der Herzmuskeln. Unterdruck im Brustkorb, der während des Einatmens entsteht, saugt das Blut aus dem Körper zurück in Richtung Herz. Unterstützt wird dieser Vorgang durch die Arbeit der Waden beim Gehen, die das Blut nach oben drücken.

Damit das Blut, wenn der Unterdruck im Brustkord nachlässt – wie es beim Ausatmen geschieht – oder die Arbeit der Wadenmuskeln aufhört, nicht wieder von der Schwerkraft nach unten gezogen wird, befinden sich in den Venen winzige Klappen. Diese öffnen sich nur für einen Blutfluss zum Herzen hin und verhindern den Abfall der Blutsäule, indem sie dem Rückfluss den Weg verschließen.

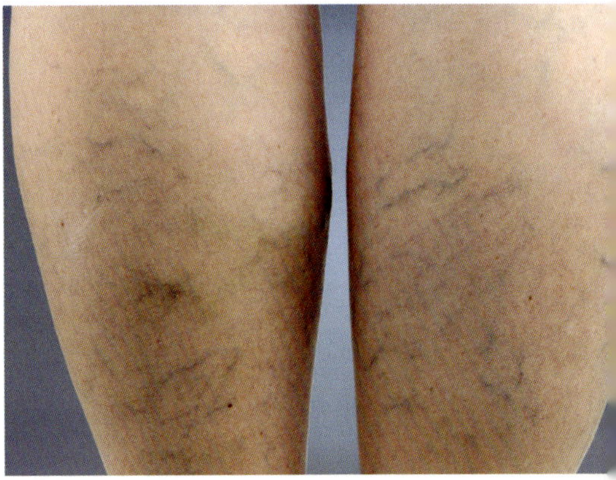

Durch die Einnahme von Enzymen können die Auswirkungen von Krampfadern und anderen Venenleiden gemildert werden.

Krampfadern entstehen, wenn dieser Mechanismus nicht mehr funktioniert, weil an einer oder mehreren Stellen der Adern die Venenklappen defekt sind oder nicht mehr schließen. Das Blut staut sich, bleibt im Bein, und die Gefäße schwellen an – äußerlich erkennbar durch dicke, blaue Stränge.

Gleichzeitig wird durch den langsameren Blutfluss und die Veränderungen an den Gefäßinnenwänden die Entstehung von Blutgerinnseln, so genannten Thrombosen, gefördert, sobald verschiedene Risikofaktoren, wie Übergewicht, einseitige und fette Ernährung, Bewegungsmangel oder manche Wirkstoffe von Medikamenten hinzukommen. Als Folge der Blutgerinnsel treten in oberflächlichen Venen häufig schmerzhafte Entzündungen mit Schwellungen und Hautrötungen auf. Eine Enzymtherapie kann dann ganz wesentlich dazu beitragen, die Blutgerinnsel aufzulösen und die Entzündungen abzuheilen.

Riskant wird es, wenn sich ein Blutgerinnsel in den tiefen Bein- und Beckenvenen bildet. Über sie erfolgt der Hauptrückstrom des Blutes zum Herzen. Es kommt zu einem äußerst gefährlichen Blutstau. Neben starken Schmerzen, einer Blauverfärbung in der betroffenen Region und starken Schwellungen besteht auch die fatale Möglichkeit, dass sich das Blutgerinnsel löst und auf Wanderschaft geht. Bleibt es unterwegs in einem Gefäß hängen, über das die überwiegende Blutversorgung eines Organs erfolgt, und wird diese unterbrochen, sind schwerwiegende, in vielen Fällen nicht mehr behebbare Schäden die Folge – zum Beispiel eine Lungenembolie. Patienten mit einer

Thrombose in den tiefen Venen müssen deshalb sofort in der Klinik behandelt werden, um das Gerinnsel aufzulösen. Bewährt haben sich dazu Behandlungen mit den Enzymen Urokinase und Streptokinase.

Enzyme im Kampf gegen Krebs

Täglich entarten im Körper jedes Menschen bis zu 50 Zellen. Ist das Immunsystem stark, haben sie jedoch keine Chance. Spezielle Abwehrkörper spüren diese Zellen auf und beseitigen sie, bevor sie sich zu einem Krebsgeschwür entwickeln können. Ein schwaches Immunsystem aber kann unter Umständen die Anfänge des Leidens übersehen und sie erst dann wahrnehmen, wenn es schon zu spät ist. Der Tumor ist bereits so weit gewachsen, dass er von den Abwehrkräften nicht mehr beseitigt werden kann.
Um sich ungestört entwickeln zu können, missbrauchen manche Krebszellen – zum Beispiel bei Krebs der Haut und der Schleimhäute – auch die Gerinnungseigenschaft des Blutes. Über körpereigene Substanzen regen sie in den Gefäßen die Bildung von Blutgerinnseln an, hinter denen sie sich – unsichtbar für die Abwehrzellen – verstecken. Auf diese Weise können einzelne, von der Muttergeschwulst losgelöste Krebszellen durch das Gefäßsystem wandern, um sich dann an einer anderen Stelle im Organismus niederzulassen. Es kommt zur Ausbildung der gefürchteten Metastasen (Tochtergeschwüre).
Um diesen Mechanismus zu unterbinden, können die Enzyme Trypsin und Chymotrypsin – die aus der Bauchspeicheldrüse von Schweinen oder Rindern gewonnen werden – beitragen. Sie wirken der Bildung von Blutgerinnseln entgegen und regen gleichzeitig Vorgänge im Organismus an, die bestehende Blutgerinnsel auflösen. Damit wird Krebszellen ihre „Tarnkappe" genommen, so dass sie für die Abwehrkräfte erkennbar und angreifbar werden. Gleichzeitig gibt es

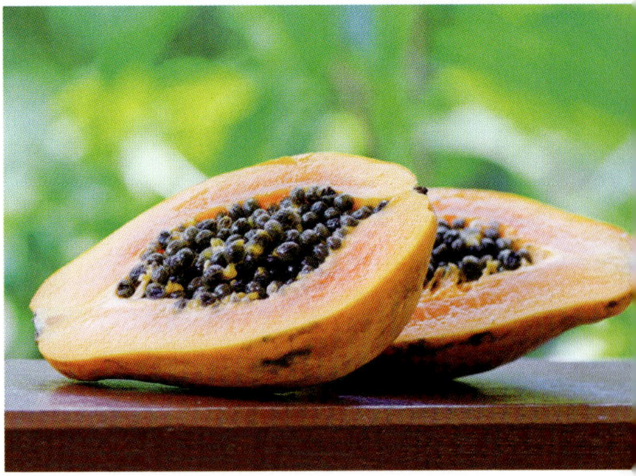

Papain ist ein Enzym, das natürlich in relativ hoher Konzentration in der noch grünlichen Schale und den Kernen der Obstfrucht Papaya vorkommt und daraus gewonnen wird.

Enzyme, die das Immunsystem stärken und es damit im Kampf gegen Krebszellen schlagkräftiger machen.
Untersuchungen haben ergeben, dass in das Tumorgewebe von Patienten, die vor ihrer Operation mit Enzymen behandelt wurden, bis zu dem Eingriff bereits Abwehrzellen eingedrungen waren. Und wurden Enzyme direkt in einen Tumor injiziert, war bis zur Operation im Bereich der Injektion bereits eine große Zahl von Krebszellen abgetötet.
Zwar kann eine Enzymtherapie bislang die konventionelle Krebsbehandlung – Operation, Strahlen- oder Chemotherapie – nicht ersetzen, aber sie kann sie ganz wesentlich unterstützen, um bessere Heilungserfolge zu erzielen und das Wohlbefinden des Patienten zu fördern. Jede dieser Methoden zieht nämlich als Begleiterscheinung eine zusätzliche Schwächung des Immunsystems nach sich, das aber gerade jetzt optimal funktionieren müsste.
Außerdem können als Nebenwirkungen von Strahlen- oder Chemotherapie Übelkeit mit Erbrechen, Müdigkeit, Appetitlosigkeit, Durchfälle, Blähungen, Magen-Darm-Krämpfe, Haarausfall oder Entzündungen der Schleimhäute auftreten. Ein Enzymcocktail aus Trypsin, Chymotrypsin und Papain (aus dem Milchsaft der unreifen Früchte des Melonenbaumes) kann diese Auswirkungen abmildern oder sogar verhindern.
Es liegt auf der Hand, dass gerade bei der Nachsorge von Krebspatienten, bei denen die Hauptgeschwulst mit konventionellen Maßnahmen behandelt wurde, die Enzymtherapie von großem Vorteil sein kann. Kein noch so guter Arzt kann mit absoluter Sicherheit gewährleisten,

dass nicht irgendwo im Körper noch einzelne Krebszellen versteckt sind, selbst dann nicht, wenn mit allen zur Verfügung stehenden Untersuchungsmethoden keine mehr aufgespürt werden konnten. Einzelne Tumorzellen können versteckt schlummern und sich allmählich wieder zu einer Geschwulst entwickeln. Nach Monaten oder Jahren, wenn die Krankheit längst besiegt scheint, kommt sie dennoch wieder zum Ausbruch.

Dieses Risiko kann mit der vorbeugenden Gabe von Enzymen – eventuell auch in Kombination mit Vitaminen und Mineralstoffen – verringert werden. Zum einen helfen sie dem Immunsystem, Krebszellen ausfindig zu machen und zu beseitigen, indem sie deren „Tarnkappe" lüften. Zum anderen unterstützen sie den Abwehrkampf ganz wesentlich, indem sie spezielle Zellen des Immunsystems direkt unterstützen und deren krebsabtötende Wirkung steigern.

Enzyme in der Rheumatherapie

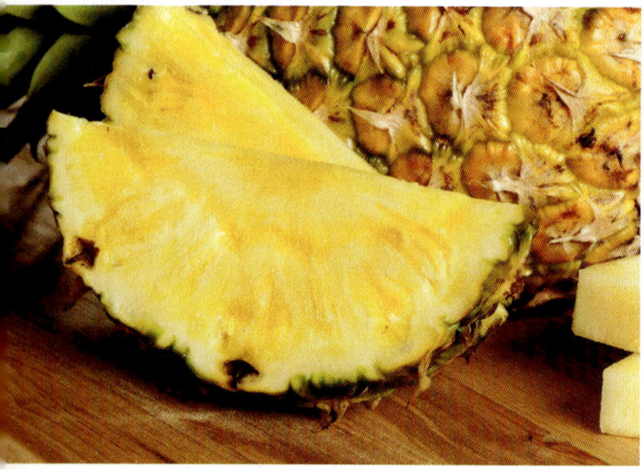

Der hohe Bromelain-Gehalt der Ananas kann bei der Verdauung helfen, aber bei empfindlichen Menschen auch zur Unverträglichkeit der Ananas führen.

So wie Enzyme allgemein dazu in der Lage sind, Entzündungen zu hemmen und zum Abklingen zu bringen, können sie das auch bei den entzündlichen Vorgängen rheumatischer Erkrankungen. Der Erfolg ist dabei nicht schlechter als bei anderen Methoden der Therapie verschiedener Rheumaformen, manchmal sogar besser. Allerdings halten sich die Nebenwirkungen der Enzymtherapie sehr in Grenzen, die sich bei den herkömmlichen Medikamenten zum Teil sehr unangenehm äußern können. Anwendung finden dabei die Enzyme Trypsin, Chymotrypsin, Papain, Bromelain, das aus der Ananas-Frucht gewonnen wird, und Pankreatin aus der Bauchspeicheldrüse von Schweinen oder Rindern. Sie lindern die Schmerzen und bringen Schwellungen, die manchmal mit Rheuma einhergehen, zur Rückbildung.

Enzyme wehren Viren ab

Gegen Viren ist bislang noch kein Medikament entwickelt worden, das sie abtötet. Sie dringen in Körperzellen ein, drängen ihnen ihr eigenes Erbgut auf und zwingen sie, nach den darin festgelegten Vorgaben, neue Viren zu produzieren. Auf diese Weise unterstützt der Organismus unfreiwillig Viren bei ihrer Vermehrung.
Antibiotika können den Viren nichts anhaben, sondern wirken nur gegen Bakterien. Und so genannte Virustatika hemmen lediglich die Vermehrung der Viren, indem sie entweder deren Erbinformationen zerstören oder in der Wirtszelle des Virus bestimmte Mechanismen blockieren, die für den Bau neuer Viren notwendig sind. Das gelingt jedoch nicht bei allen Virustypen vollständig. Herpes-Viren zum Beispiel haben eine Möglichkeit, den Medikamenten zu entkommen, indem sie sich für einige Zeit „tot stellen", um dann später, wenn ihnen keine Gefahr mehr droht, wieder aktiv zu werden.
Durch Medikamente verwundbare Viren jedoch, die bereits im Körper vorhanden sind, können sich zwar vielleicht nicht mehr fortpflanzen, aber weiterhin ihr Unwesen treiben – bis das körpereigene Abwehrsystem ihrer habhaft wird. Dazu kann es für jeden einzelnen Virus maßgerechte Antikörper produzieren, die sich auf ihn stürzen und ihn unschädlich machen. Oder aber bestimmte Fresszellen, so genannte Makrophagen, machen Viren und virusbefallene Körperzellen ausfindig und beseitigen sie.

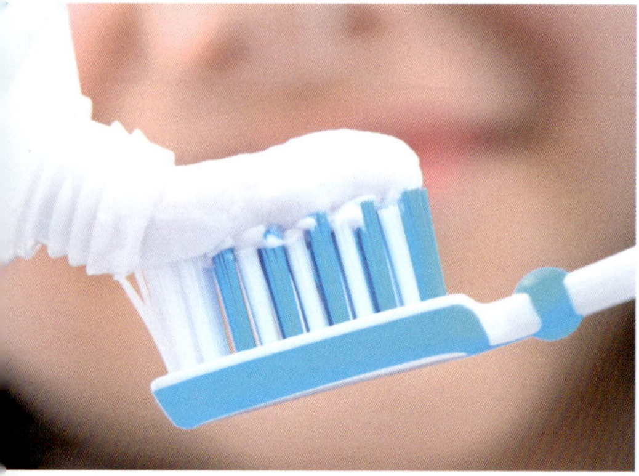

Eine enzymhaltige Zahnpasta kann das natürliche Schutzsystem des Speichels unterstützen.

Auch Enzyme, deren Aufgabe es ist, wertloses und verbrauchtes Eiweiß zu zerlegen und zu beseitigen, können Viren bekämpfen, und zwar, solange diese noch nicht in Körperzellen eingedrungen sind. Viren umgeben sich außen mit einer Eiweißhülle. Auf dieses Eiweiß reagieren die Enzyme und erkennen es als „Müll", der beseitigt werden muss. Sie greifen es an, lösen es auf und beseitigen dadurch die Viren.

Nun haben Viren jedoch eine Art Tarnung entwickelt, die sie anwenden, sobald sie sich an eine Körperzelle angeheftet haben, aber noch nicht eingedrungen sind. Dazu nützen sie wieder einen natürlichen Schutzmechanismus des Körpers aus und machen ihn zu ihrem unfreiwilligen Verbündeten. Der Organismus erkennt, dass mit der vom Virus befallenen Zelle etwas nicht in Ordnung ist, und reagiert sofort, indem er versucht, die Krisenregion abzugrenzen und eine Ausbreitung auf weitere Zellen zu unterbinden. Dazu belegt er den Virus und die Stelle, an der er auf der Körperzelle sitzt, mit dem Blutklebstoff Fibrin. Dem Abwehrsystem ist es von da an unmöglich, den Virus unter seiner Tarnkappe zu erkennen. Also lässt es ihn unbehelligt. Die Enzyme jedoch, stets danach bestrebt, Ordnung zu schaffen, identifizieren den Fibrinklebstoff als Eiweiß, das beseitigt werden muss, und lüften die Kappe über dem Virus. Damit können ihn die Abwehrzellen wieder wahrnehmen und vernichten.

Enzyme schützen vor vorzeitigem Altern

Die durchschnittliche Lebenserwartung liegt heute für Frauen bei etwa 82, für Männer bei 77 Jahren. Doch der eigentliche Alterungsprozess beginnt bereits wesentlich früher, ohne dass wir anfangs etwas davon merken. Schon zwischen 20 und 30 Jahren, nach dem „Erwachsenwerden", beginnt eine Umkehr der Aufbaufunktion aller Zellen im Organismus. Wurden die Jahre zuvor, am schnellsten nach der Geburt und in der Kindheit, überwiegend neue Zellen aufgebaut und weniger abgebaut, wird dieser Vorgang allmählich langsamer und kehrt sich später sogar um. Jenseits des 40. oder 50. Lebensjahres machen sich die ersten Alterserscheinungen bemerkbar, weil „abgenützte" Zellen nicht mehr im gleichen Tempo regeneriert werden, wie sie der Organismus verbraucht. Je nachdem, welche Zellen vermehrt angestrengt wurden, äußern sich die Abnutzungserscheinungen nicht bei allen Menschen gleich. Wer vielleicht zeitlebens üppig und fettreich gegessen hat, beginnt an Arteriosklerose (Gefäßverkalkung) oder Verdauungsschwierigkeiten zu leiden. Wer den ganzen Tag von morgens bis abends einer Beschäftigung mit einseitiger Körperhaltung im Büro nachgegangen ist, merkt es unter Umständen zuerst im Kreuz. Oder wer täglich eine Zigarette nach der anderen rauchte, wird – neben Beeinträchtigungen des Herz-Kreislauf-Systems – wahrscheinlich mit Atemproblemen zu kämpfen haben.

Genauso wie die Körperzellen allmählich ihre Leistungsfähigkeit verlieren, leiden auch die Vitalstoffe des Organismus – darunter die Enzyme – unter dem zunehmenden Verschleiß. Ihre Aktivität wird gedämpft, sie können nicht mehr die volle Leistung erbringen oder werden nicht mehr in der erforderlichen Menge hergestellt. Das zeigt sich zum Beispiel auch daran, dass bei manchen Menschen die Bauchspeicheldrüse, eine wichtige Enzymfabrik im Körper, ab dem 40. Lebensjahr gewisse Ermüdungserscheinungen aufzuweisen beginnt. Dann nimmt der Enzymausstoß ab.

Für den Körper bedeutet das: Es stehen für die Erfüllung wichtiger Aufgaben allmählich weniger Enzyme bereit, und manche von ihnen verfügen nicht mehr über die volle Schlagkraft wie in jungen Jahren, sondern sind einfach im Laufe des Alterungsprozesses schwächer geworden.

Das hat zwei gravierende Folgen:

- Eine der Hauptaufgaben der Enzyme im Körper ist, für Ordnung zu sorgen. Dazu gehören so wichtige Räumaufgaben wie das Beseitigen der von den Abwehrkräften abgetöteten Krankheitserreger (oder deren verbliebener Teile), aber auch der Abbau verbrauchter Körperzellen, um Platz für neue zu schaffen. Allerdings geraten die wenigen oder geschwächten Enzyme nun in Verzug. Stoffwechselrückstände und andere Verunreinigungen nehmen langsam überhand. Schlacken sammeln sich immer weiter an, lagern sich im Gewebe und haarfeinen Blutgefäßen, so genannten Kapillaren, ab. Der freie Blutfluss wird behindert, mikroskopisch kleinste Adern können sogar so verstopft sein, dass kein Blut mehr hindurch kann. Einzelne Zellen sind von der Sauerstoff- und Nährstoffversorgung teilweise oder ganz abgekoppelt. Sie stellen ihre Tätigkeit ein oder verlangsamen sie, was wiederum den Alterungsprozess beschleunigt.
- Neue Zellen, die an die Stelle „verbrauchter“ rücken sollen, liegen im gesamten Organismus im Bindegewebe (Mesenchym) in einer Art Vorstufe vor. Dabei ist noch nicht exakt festgelegt, welche Aufgabe sie später einmal übernehmen sollen. Erst wenn das feststeht, werden die bis dahin unspezifischen Zellen aus ihrem Depot geholt, und es folgt der Abschluss ihrer Entwicklung, der sie genau für den vorgesehenen Einsatz spezialisiert. Eine wichtige Rolle als Lehrmeister, die die Zellen auf ihre zukünftige Aufgabe vorbereiten, spielen dabei die Enzyme. Mangelt es jedoch an Lehrpersonal, kann dieser letzte Abschnitt der Zellentwicklung nicht mehr vollständig abgeschlossen werden. Da jedoch im Körper zum Ersatz ausgedienter Zellen dringend neue benötigt werden, ersetzt sie der Organismus zur Not mit noch nicht

voll ausgereiften Jungzellen, damit keine Lücken entstehen. Da diese jedoch noch nicht vollständig für ihre Funktion ausgebildet und spezialisiert sind, können ihnen bei ihrer Arbeit Fehler unterlaufen, die sich in Alterserscheinungen oder -krankheiten äußern.

Je mehr deshalb aktiv vom Menschen der Enzymhaushalt beeinflusst wird – sei es durch vollwertige, gesunde Ernährung, um dem Organismus Grundstoffe für die Neubildung von Enzymen zuzuführen, sei es durch die Einnahme von Enzympräparaten – desto geringer und seltener entsteht ein Enzymmangel. Vorzeitigem Altern kann auf diese Weise erfolgreich vorgebeugt werden.

Sollte man zusätzlich Enzyme einnehmen?

Enzyme können also nicht nur zur Heilung einer Vielzahl von Krankheiten beitragen, sondern gleich von vorneherein deren Ausbruch vorbeugen. Da stellt sich zwangsläufig die Frage: Soll man Enzyme vorsorglich zu sich nehmen?
Über die Ernährung ist es schwierig. Auch wenn Enzyme, wie etwa Bromelain in der Ananas, in den Lebensmitteln reichlich enthalten sind, gehen sie im Magen den Weg jeder Eiweißverbindung. Die Magensäure zersetzt sie. Die einzige Ausnahme stellt das Verdauungsenzym Pepsin dar, dem die Magensäure nichts anhaben kann. Es wird benötigt, um die eiweißspaltende Arbeit des Magens zu unterstützen.
Besser ist es, die für die Wirksamkeit von Enzymen so wichtigen Co-Enzyme – Vitamine und Mineralstoffe – aufzunehmen. Sie werden in die Körperzellen transportiert, wo dann die „fertigen" Enzyme zusammengebaut werden. Diese Aufgabe übernehmen die in jeder Körperzelle vorhandenen Ribosomen. Sie produzieren nach den in der Erbsubstanz vorgegeben Anordnungen Eiweißkörper, darunter auch die Enzyme.

Eine Möglichkeit gibt es allerdings schon, Enzyme einzunehmen. Und zwar als fertige Enzympräparate. Es gibt sie in Form von Tabletten, Dragees oder Granulaten, die zum Schutz vor der Magensäure mit einem speziellen Überzug versehen sind. Sie gehen unbeschädigt durch den Magen in den oberen Teil des Dünndarms. Dort löst sich der Überzug auf und gibt die Enzyme frei. Die wandern nun durch die Darmschleimhaut und legen an bestimmten Stellen der Darmzellenoberfläche, so genannten Rezeptoren, an. Diese Zellen verkapseln das Enzym mit einer Hülle, bis eine Art „Bläschen" entsteht, das sie dann in ihr Inneres aufnehmen. Von der Zelle wird das Enzym an winzige Blutgefäße abgegeben, an die sie angeschlossen ist. Von hier aus wird es mit dem Blutstrom dorthin transportiert, wo es benötigt wird, zum Beispiel zu einem Entzündungsherd.

Neben Tabletten, Dragees oder Granulaten zur inneren Anwendung gibt es auch noch Salben, die äußerlich aufgetragen werden, um die Wundheilung zu beschleunigen.

In den Apotheken wird eine Vielzahl von Enzympräparaten angeboten, die ohne Rezept gekauft werden können. Man sollte sich vom Apotheker beraten lassen.

Da es jedoch auch einige Kriterien gibt, nach denen Enzympräparate nicht eingenommen werden dürfen, empfiehlt es sich, vor einer Eigenbehandlung mit dem Arzt darüber zu sprechen.

Keine Enzyme sollte man einnehmen

- wenn Allergien, vor allem Eiweißallergien, vorliegen;
- bei gleichzeitiger Einnahme blutgerinnungshemmender Medikamente;
- wenn ein erhöhtes Blutungsrisiko vorhanden ist, zum Beispiel bei der Bluterkrankheit;
- während der Schwangerschaft – besonders im ersten und dritten Drittel – oder der Stillzeit, es sei denn, der Arzt hat es ausdrücklich gestattet;

- sofern man an Organfunktionsstörungen, insbesondere der Leber und der Nieren, leidet;
- wenn Operationen unmittelbar bevorstehen oder durchgeführt wurden;
- solange Medikamente genommen werden müssen, die verhindern, dass sich die Blutplättchen zusammenlagern (z.B. Acetylsalicylsäure);
- wenn eine Entzündung der Bauchspeicheldrüse vorliegt, es sei denn der Arzt hat es erlaubt.

Hat man sich für ein Enzympräparat entschieden, müssen – um eine optimale Wirkung zu erzielen und eventuelle Nebenwirkungen auszuschließen – unbedingt die Einnahmevorschriften und Dosierungsanleitungen eingehalten werden. Sie geben an, wann, mit wie viel Flüssigkeit und in welcher Menge die Präparate zu schlucken sind. Bei akuten Leiden, wie etwa Entzündungen, wird in der Regel mit einer höheren Dosis zur Stoßtherapie begonnen, die man dann allmählich reduziert.
Als Nebenwirkungen kann es in seltenen Fällen zu Verdauungsstörungen wie Durchfall oder Verstopfung, Übelkeit, Bauch- oder Magendrücken, Blähungen, allergischen Reaktionen, Hautjucken oder -rötung kommen. Gelegentlich können auch Veränderungen des Stuhls in Farbe, Geruch oder Beschaffenheit auftreten. Alle diese Symptome sind jedoch harmlos und verschwinden schon bald wieder nach Beendigung der Enzym-Einnahme. Bleibende oder ernstzunehmende Beschwerden wurden jedenfalls bislang noch nicht beobachtet. Manchmal genügt es auch schon, die vorgeschriebene Empfehlung für die Tagesmenge auf mehrere einzelne Einnahmen zu verteilen, um ein Abklingen der Nebenwirkungen zu erreichen.

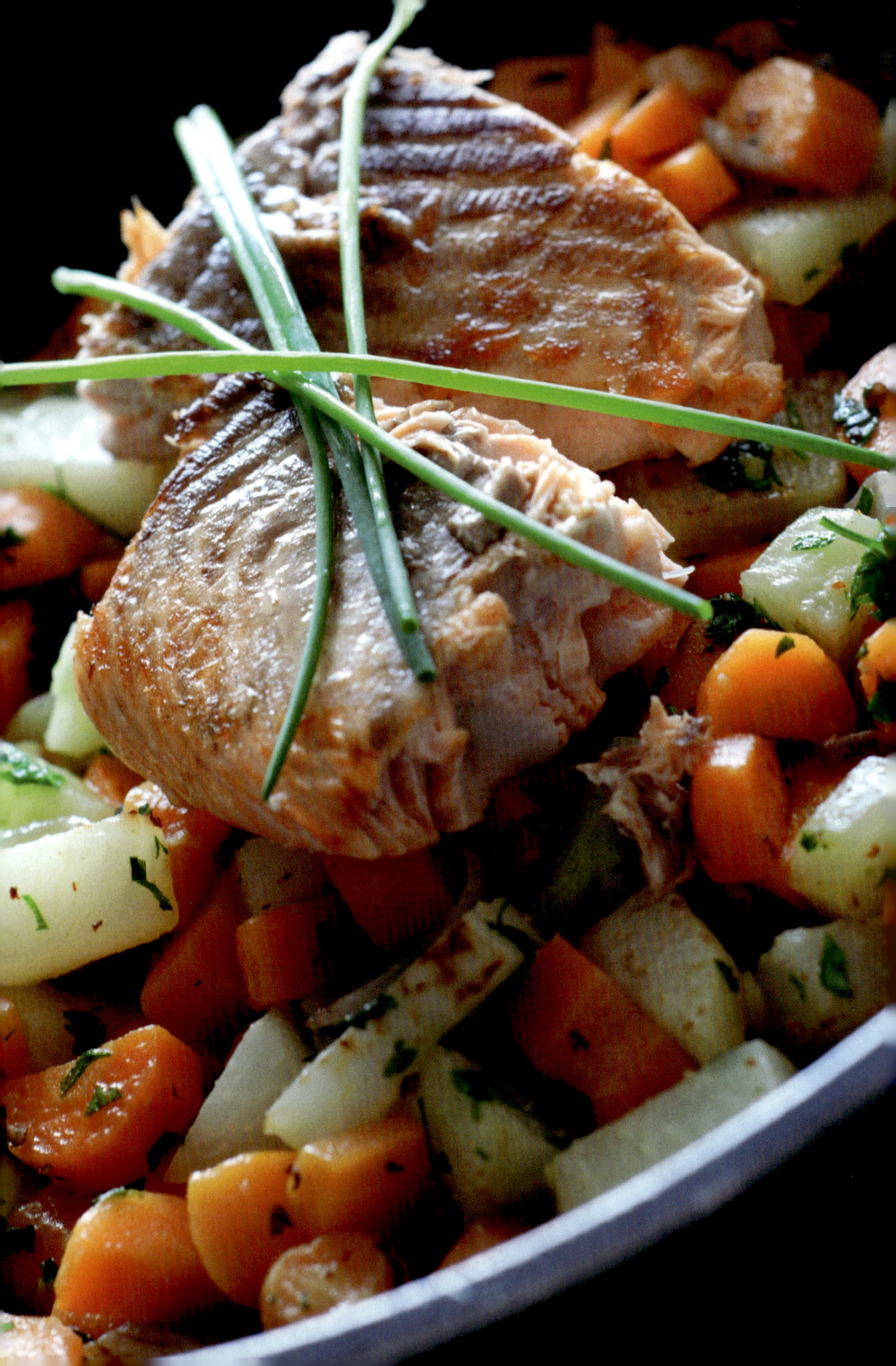

Übersicht

Name	Rezept	Seite
Beta-Carotin	Avocado-Sellerie-Drink	175
	Gazpacho Andaluz – Spanische kalte Gemüsesuppe	161
	Gekühlte Tomatensuppe	155
	Gemüse-Kartoffelpuffer	171
	Minestrone mit Radnudeln	159
	Penne arrabiata	160
	Türkisches Frühstück	151
Biotin	Früchtemüsli mit Apfel	147
	Fruchtige Vollkornweckchen	152
	Kleie-Muffins	154
Coenzym Q10	Bananen-Schoko-Muffins	147
	Bananenquark auf Vollkornwaffeln	163
	Kohlrabigratin	162
Eisen	Hirsesüppchen	164
	Kalbsleber mit Basilikum und Tomaten	171
Folsäure	Blumenkohlgratin	162
	Lauwarmer Gemüse-Salat	156
	Minestrone mit Radnudeln	159
	Weizenschrotbrei	147
	Zimtapfelsalat mit Datteln	173
Jod	Lasagne „Frutti di Mare"	169
	Salmstreifen mit Wildreis	158
	Schellfisch auf Paprika-Sellerie-Gemüse	171
	Shrimps-Pfannkuchen mit Porree	159
	Weißer Heilbutt	169
Kalium	Bananen-Schoko-Muffins	147
	Bananenmilch	175
	Bananenquark auf Vollkornwaffeln	163

Name	Rezept	Seite
Kalzium	Bananenmilch	175
	Bananenquark auf Vollkornwaffeln	163
	Griechischer Gemüseauflauf	167
	Kürbis-Grünkern-Suppe	165
	Mango-Buttermilch	174
	Morgenhimmel	175
	Müslischnitten mit Schnittkäse	153
	Pikanter Kürbisauflauf	168
	Quarkbrot mit Kresse und Ingwer	154
Kupfer	Apfel-Hafer-Milch	174
	Müslischnitten mit Schnittkäse	153
	Porridge	149
	Quarkbrot mit Kresse und Ingwer	154
	Schottische Frühstücksplätzchen	151
Magnesium	Apfel-Hafer-Milch	174
	Avocadocreme auf Knäckebrot	150
	Grüner Gemüsesalat	157
	Morgenhimmel	175
	Porridge	149
	Leichter Kartoffelsalat	156
Mangan	Porridge	149
	Rote-Beete-Salat mit Kräutern	166
	Sonnenblumenbrot mit Eiscreme	149
	Überbackener Kressetoast	149
Niacin	Porree-Champignon-Gratin	172
	Spargelsalat mit Krabben	166
Pantothensäure	Sonnenblumenbrot mit Eiscreme	149
	Spargelsalat mit Krabben	166

Name	Rezept	Seite
Selen	Paprika-Spiegelei-Schnitten	**148**
	Schellfisch auf Paprika-Sellerie-Gemüse	**171**
Silizium	Apfel-Hafer-Milch	**174**
	Haferbrötchen mit Apfel-Salbei-Gelee	**152**
	Porree-Champignon-Gratin	**172**
	Schottische Frühstücksplätzchen	**151**
Vitamin A	Fenchel-Salat	**165**
	Gemüse-Terrine	**158**
	Grüner Gemüsesalat	**157**
	Indische Gemüsesuppe	**164**
	Morgenhimmel	**175**
	Porridge	**149**
	Rote Beerengrütze	**163**
	Scharfe Rettichsuppe	**154**
	Wildkräutersalat mit Schafskäse	**166**
Vitamin B_1	Avocadocreme auf Knäckebrot	**150**
	Dinkel-Möhren-Frühstück	**148**
	Früchtemüsli mit Apfel	**147**
	Müslischnitten mit Schnittkäse	**153**
	Paprika-Spiegelei-Schnitten	**148**
	Türkisches Frühstück	**151**
	Überbackener Kressetoast	**149**
Vitamin B_{12}	Kalbsleber mit Basilikum und Tomaten	**171**
	Brot mit Basilikum-Tomaten-Creme	**150**
Vitamin B_2	Kartoffelauflauf mit Frühlingszwiebeln	**161**
	Penne arrabiata	**160**
Vitamin B_6	Avocado-Sellerie-Drink	**175**
	Avocadocreme auf Knäckebrot	**150**
	Gekühlte Tomatensuppe	**155**
	Grüner Gemüsesalat	**157**
	Kalte Joghurtsuppe	**153**
	Salmstreifen mit Wildreis	**158**

Name	Rezept	Seite
Vitamin C	Dreifrucht aus dem Garten	**172**
	Feigen-Orangen-Shake	**175**
	Fenchel-Salat	**165**
	Gazpacho Andaluz – Spanische kalte Gemüsesuppe	**161**
	Gekühlte Tomatensuppe	**155**
	Hollerpunsch gegen Erkältung	**174**
	Lauwarmer Gemüse-Salat	**156**
	Mango-Buttermilch	**174**
	Morgenhimmel	**175**
	Orangensorbet in der Schale	**173**
	Rote Beerengrütze	**163**
	Wildkräutersalat mit Schafskäse	**166**
	Zimtapfelsalat mit Datteln	**173**
Vitamin D	Salmstreifen mit Wildreis	**158**
Vitamin E	Avocado-Sellerie-Drink	**175**
	Gemüse-Kartoffelpuffer	**171**
	Gemüse-Terrine	**158**
	Griechischer Gemüseauflauf	**167**
	Kohlrabigratin	**162**
	Körnerbrötchen mit Frühlingszwiebel-Quark	**150**
	Leichter Salat	**157**
	Leinsamen-Müsli	**153**
	Salmstreifen mit Wildreis	**158**
	Zimtapfelsalat mit Datteln	**173**
Vitamin K	Indische Gemüsesuppe	**164**
	Nudelpaella mit Hähnchenbrust	**167**
	Spargelsalat mit Krabben	**166**
Zink	Bananen-Schoko-Muffins	**147**
	Italienische Lammkoteletts	**168**
	Lauwarmer Gemüse-Salat	**156**
	Porridge	**149**
	Überbackener Kressetoast	**149**

Start-ups – Fit in den Tag

Früchtemüsli mit Apfel

Für 2 Portionen:

6 EL gem. Getreideflocken
6 EL stilles Mineralwasser
2 Trockenpflaumen (entsteint)
2 Datteln
1 süßer, mürber Apfel
2 EL Joghurt
2 TL Honig
1 Prise Zimt
2 TL gehackte Haselnüsse

Getreideflocken mit dem Wasser vermischen und kurz quellen lassen. Inzwischen Datteln entsteinen und grob hacken, ebenso die Pflaumen. Den Apfel waschen und vierteln. Das Kerngehäuse entfernen und die Apfelviertel in kleine Stücke schneiden. Nun die Früchte zusammen mit dem Joghurt und dem Honig zu den Getreideflocken geben. Mit Zimt verfeinern und alles gut verrühren. Das Früchtemüsli in 2 Schälchen oder Teller füllen und die gehackten Haselnüsse darüber streuen.

Bananen-Schoko-Muffins

Für 4 Portionen:

250 g Vollkornmehl
1 TL Backpulver
1 EL Vollrohrzucker
1 Banane
1 TL Kakaopulver
60 g Butter, geschmolzen
1 Ei
170 ml Milch

Mehl, Backpulver und Rohrzucker mischen. Geschmolzene Butter, Ei und Milch miteinander verrühren. Banane mit einer Gabel zerdrücken und unterrühren. Die flüssigen Zutaten zu den festen Zutaten geben und mit einer Gabel locker durchmischen. Eine Hälfte des Teiges auf 12 gefettete Madeleine- oder Muffin-Förmchen verteilen, die andere Hälfte mit dem Kakaopulver verrühren. Ebenfalls in die Förmchen füllen und mit einer Gabel einmal unterheben. Die Muffins im auf 200 Grad vorgeheizten Backofen etwa 25 Minuten backen.

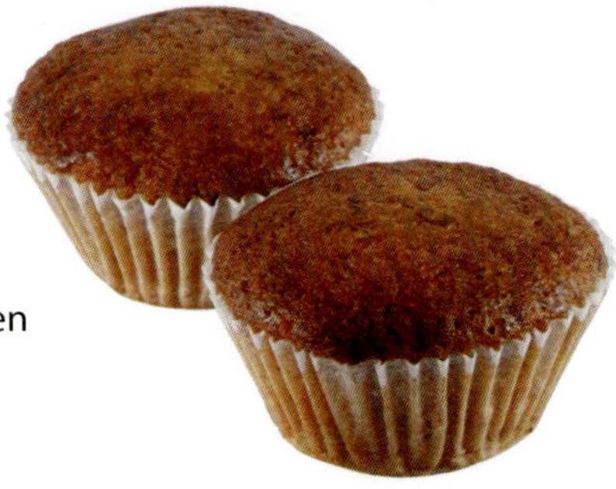

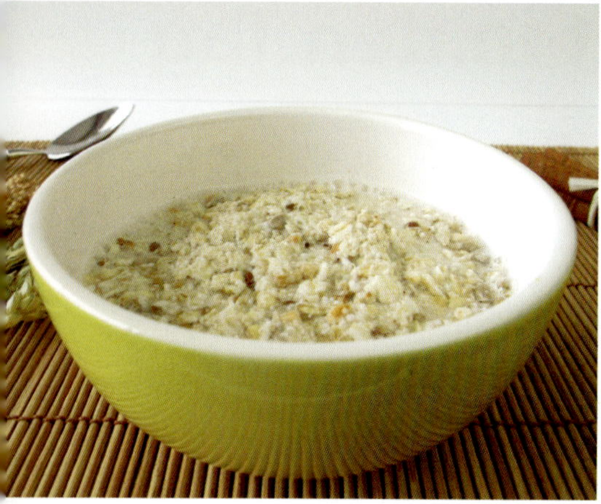

Weizenschrotbrei

Für 2 Portionen:
100 g Weizenschrot
300 ml Wasser
2 EL Joghurt
30 g Mandeln, gehackt
und leicht geröstet

Weizenschrot in eine kleine Schüssel geben, Wasser darüber gießen, abdecken und über Nacht quellen lassen. Morgens mit den restlichen Zutaten verrühren, in zwei Schälchen füllen und servieren.

Dinkel-Möhren-Frühstück

Für 2 Portionen:
6 EL grobes Dinkelschrot
2 Möhren
3 EL milder Joghurt
1 Prise Salz
1 EL Honig
1 EL frisch gehackte
Mandeln oder Pistazien
Wasser

Dinkel am Vorabend mit Wasser gut bedecken und über Nacht quellen lassen. Morgens die Möhren putzen, schälen und raspeln. Mit dem gequollenen Dinkel, Joghurt, Salz und Honig verrühren. In zwei Portionsschälchen füllen, mit den Nüssen bestreuen und servieren.

Paprika-Spiegelei-Schnitten

Für 2 Portionen:
2 Scheiben Vollkornbrot
2 EL Paprika-Nuss-Brotaufstrich
2 Eier
etwas Pflanzenöl, Salz, Paprikapulver

Pflanzenöl in einer Pfanne erhitzen, Eier aufschlagen und hineingleiten lassen. Salz und Paprikapulver darüber streuen und einen Deckel aufsetzen. Die Spiegeleier braten, bis das Eiweiß gestockt, das Eigelb aber noch flüssig ist. Die Vollkornbrotscheiben mit der Paprika-Nuss-Creme bestreichen und je ein fertiges Spiegelei darauf setzen.

Porridge

Für 2 Portionen:

100 g Hafergrütze
400 ml Wasser
1 TL Butter
2 – 3 EL Sahne
1 gute Prise Salz aus der Gewürzmühle

Hafergrütze mit Wasser und Salz aufsetzen und 10 Minuten kochen. Auf der ausgestellten Herdplatte weitere 10-20 Minuten nachquellen lassen, dann die Butter einrühren. Warm oder kalt in 2 Portionen aufteilen, mit Sahne übergießen und servieren.

Sonnenblumenbrot mit Eiercreme

Für 2 Portionen:

2 große Scheiben Sonnenblumenbrot
3 Eier
1 große Salzgurke
1 – 2 EL Sauerrahm
1 EL frischer Dill
2 frische Dillzweiglein
Salz, Pfeffer

Eier in ca. 8 Minuten hart kochen, in kaltem Wasser abschrecken. Sobald sie abgekühlt sind, pellen und hacken. Gurke in Scheiben schneiden und ebenfalls hacken. Eier- und Gurkenstücke mit Sauerrahm und Dill zu einer Creme verrühren. Mit Salz und Pfeffer abschmecken. Die beiden Brotscheiben damit bestreichen und mit je einem Dillzweiglein garnieren.

Überbackener Kressetoast

Für 2 Portionen:

4 Scheiben Vollkorntoast
100 g Mozzarella
1 Schälchen Kresse
Salz
etwas Butter
frisch gemahlener schwarzer Pfeffer

Vollkorntoast im Toaster kurz anrösten. Kresse zupfen. Die Toasts buttern und die Kresse darauf verteilen. Mit etwas Salz und Pfeffer bestreuen. Mozzarella in Scheiben schneiden und die Kressetoasts damit belegen. Nochmals salzen und pfeffern. Auf ein Backblech legen und im auf 250 Grad vorgeheizten Backofen kurz überbacken. Heiß servieren.

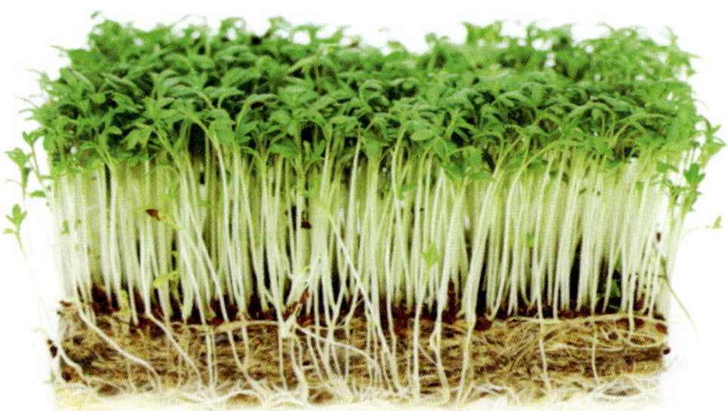

Körnerbrötchen mit Frühlingszwiebel-Quark

Für 2 Portionen:

2 Vollkornbrötchen mit Körnern (Sesam- oder Kürbiskerne)
1 Bund Frühlingszwiebeln
1 – 2 TL Quark
1 EL Schnittlauchröllchen
Kräutersalz, Pfeffer

Frühlingszwiebeln waschen, putzen und in schmale Ringe schneiden. In Olivenöl anbraten und ca. 10 Minuten garen. Etwas abkühlen lassen, dann mit dem Quark verrühren. Mit Kräutersalz und Pfeffer abschmecken. Die Brötchen aufschneiden und die Hälften mit dem Frühlingszwiebel-Quark bestreichen. Mit Schnittlauchröllchen bestreut servieren.

Avocadocreme auf Knäckebrot

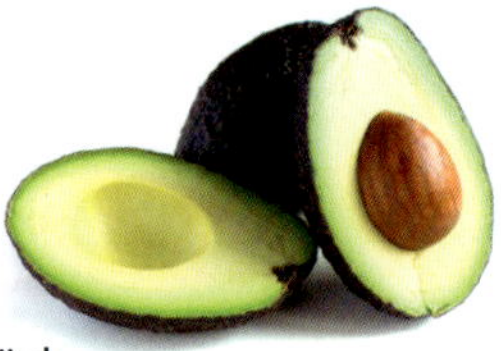

Für 2 Portionen:

4 Scheiben Vollkornknäckebrot
1 reife Avocado
2 TL Joghurt
½ kleine Tomate, enthäutet, entkernt und gewürfelt
1 EL frische Korianderblättchen, fein gehackt
je ein kleines Stück Zwiebel und Knoblauch, geschält und fein gehackt
Salz, schwarzer Pfeffer aus der Gewürzmühle
Cayennepfeffer

Avocado längs halbieren, Kern entfernen und das Fruchtfleisch mit einem Löffel herausnehmen. In eine kleine Schüssel geben. Joghurt, Zwiebel und Knoblauch hinzufügen. Alles zusammen mit dem Pürierstab zu einer glatten Creme verarbeiten. Tomatenwürfel sowie gehackten Koriander unterheben und mit Salz, Pfeffer und Cayennepfeffer abschmecken. Die Avocadocreme auf die Knäckebrotscheiben streichen.

Brot mit Basilikum-Tomaten-Creme

Für 2 Portionen:

1 Scheibe Weizenvollkornbrot
50 g Doppelrahm-Frischkäse
2 EL Mineralwasser
1 kleine Tomate, enthäutet, entkernt und gewürfelt
frische Basilikumblättchen
etwas frischer Knoblauch, fein gehackt
Kräutersalz, Pfeffer

Frischkäse mit dem Mineralwasser cremig rühren. Tomatenwürfel, Basilikum und Knoblauch zufügen und die Creme mit Salz und Pfeffer abschmecken. Das Brot kurz toasten, auskühlen lassen und dann die Creme darauf verstreichen. Mit einigen Basilikumblättchen verzieren.

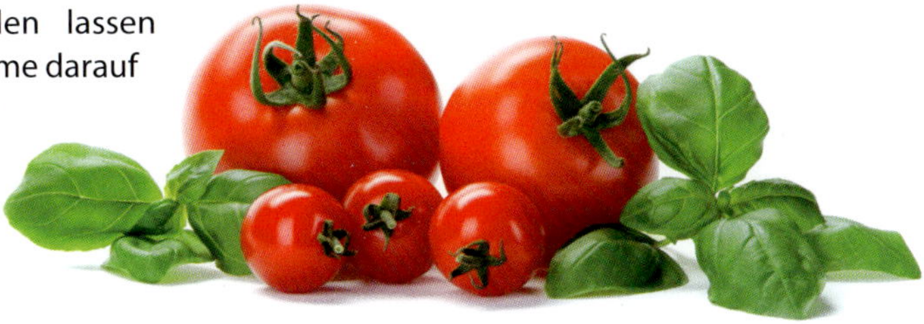

Schottische Frühstücksplätzchen

100 g Hafermehl
50 g Haferflocken
1 Messerspitze Backpulver
1 TL Rohrzucker
1 gute Prise Salz
1/8 l warmes Wasser
30 g zerlassene Butter
2 Portionen Quark oder Butter

Hafermehl, Backpulver, Salz und Zucker mischen. Wasser und Butter dazugießen und mit Knethaken zu einem Teig verarbeiten. Den Teig ausrollen und in Rauten scheiden. Die Rauten auf Backpapier legen und im auf 180 Grad vorgeheizten Backofen etwa 25 Minuten backen. Etwas auskühlen lassen und mit Butter oder-Quark bestreichen (zu den Frühstücksplätzchen passt sowohl Früchte- als auch Kräuterquark).

Türkisches Frühstück

1 kleines Vollkornbaguette
2 Eier
2 Tomaten
¼ Honigmelone
100 g schwarze Oliven
1 Stück milder, nur leicht gesalzener Schafskäse
2 EL Honig
zwei kleine Stücke Butter,
Salz, Pfeffer

Tomaten waschen, den grünen Stielansatz entfernen und in Scheiben schneiden. Das Viertel der Honigmelone von der Schale befreien und einmal quer und einmal längs durchschneiden. Schafskäse einmal durchschneiden. Den Honig in zwei kleine Schälchen abfüllen. Die Tomatenscheiben und die schwarzen Oliven auf zwei große Teller verteilen. Je ein Stück Schafskäse, 2 Stücke Honigmelone und ein Stück Butter dazu geben. Eier kochen, abschrecken und in Eierbecher stellen. Das Baguette in Scheiben schneiden und zusammen mit den Eiern, den Honigschälchen und den beiden Frühstückstellern servieren. Salzstreuer und Pfeffermühle dazu bereit stellen. Dazu passt am besten starker schwarzer Tee.

Fruchtige Vollkornweckchen

Für 2 Portionen:

2 Vollkornweckchen
1 TL Haselnussmus
2 EL Saure Sahne
2 EL Rosinen
4 – 6 EL Apfelsaft
1 EL Joghurt
Zimtpulver

Apfelsaft erwärmen und über die Rosinen gießen. Zimtpulver unterrühren. Die Mischung 1/2 Stunde quellen lassen, dann mit der sauren Sahne vermischen. Vollkornweckchen aufschneiden und mit dem Haselnussmus bestreichen. Rosinen-Joghurt-Mischung darauf geben.

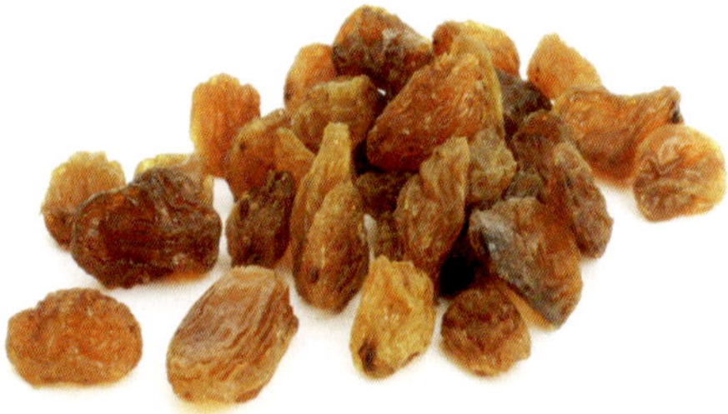

Haferbrötchen mit Apfel-Salbei-Gelee

Für 2 Portionen:

100 g feiner Haferschrot
50 g Weizenvollkornmehl
100 ml Wasser
1 gestrichener TL Backferment
1 – 2 EL Apfelgelee
4 Salbeiblättchen, in feine Streifen geschnitten
1 EL Sauerrahm

Am Vorabend aus Haferschrot, Weizenvollkornmehl, Wasser und Backferment je nach Anweisung auf der Backferment-Packung einen Teig zubereiten, ruhen lassen. Salbeiblättchen unter das Apfelgelee rühren und ebenfalls über Nacht ziehen lassen. Am Morgen den Teig zu Brötchen formen. Auf ein gefettetes Blech setzen und die Oberfläche einmal einschneiden. Die Brötchen im auf 200 Grad vorgeheizten Backofen etwa 20 Minuten backen. Auskühlen lassen, aufschneiden und mit Sauerrahm und Apfel-Salbei-Gelee bestreichen.

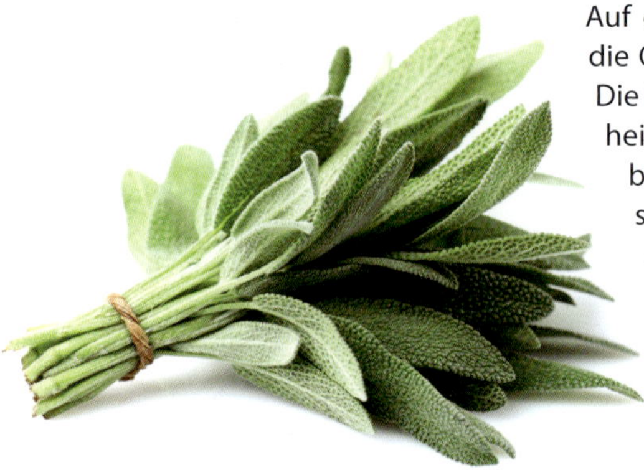

Kalte Joghurtsuppe

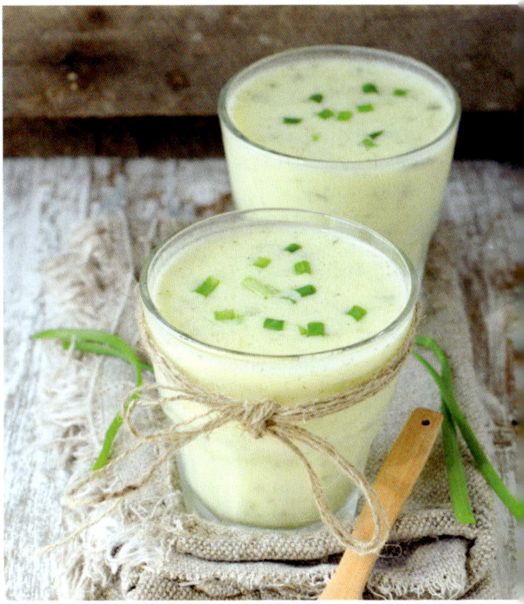

Für 2 Personen:
200 ml Joghurt
100 ml Mineralwasser (mit Kohlensäure)
25 g getrocknete Aprikosen
1 EL gehackte Walnüsse
2 EL frischer Schnittlauch
1 TL frische Dillspitzen,
gewaschen und gehackt
1 TL frischer Estragon,
gewaschen und gehackt
Salz, Pfeffer

Aprikosen fein schneiden und mit dem Joghurt verrühren. Walnüsse und Kräuter dazugeben und für 1 – 2 Stunden in den Kühlschrank stellen. Dann das Mineralwasser einrühren, die Suppe abschmecken und servieren.

Leinsamen-Müsli

Für 2 Portionen:
2 EL Haferflocken
2 EL Haferkleie
2 EL Leinsamen
1 TL Kümmel
½ TL Zimt
1 Prise Salz
300 ml Milch
2 – 3 EL Ahornsirup

Alle trockenen Zutaten miteinander mischen, auf zwei Müslischalen verteilen. Die Milch angießen und das Leinsamenmüsli mit Ahornsirup süßen.

Müslischnitten mit Schnittkäse

Für 2 Portionen:
2 Scheiben Müslibrot
2 Scheiben Schnittkäse
(Bergkäse oder Gouda)
etwas Sauerrahm
Schnittlauchröllchen
frisch gemahlener schwarzer Pfeffer

Müslibrotscheiben mit Sauerrahm bestreichen, mit Schnittlauchröllchen bestreuen. Schnittkäse darauf legen und etwas schwarzen Pfeffer darüber mahlen.

Kleie-Muffins

Für 4 Portionen:

150 g Vollkornmehl
1 TL Backpulver
2 EL Vollrohrzucker
60 g Butter, geschmolzen
1 Ei
180 ml Milch
80 g Haferkleie
2 EL Rosinen
125 ml warmes Wasser

Haferkleie und Rosinen in einer kleinen Schüssel mit warmem Wasser gut bedecken, umrühren und ½ Stunde quellen lassen. Mehl, Backpulver und Rohrzucker mischen. Geschmolzene Butter, Ei und Milch miteinander verrühren. Kleie-Rosinen-Mischung dazu geben und mit einer Gabel locker durchmischen. Den Teig auf 12 gefettete Madeleine- oder Muffin-Förmchen verteilen. Die Muffins im auf 200 Grad vorgeheizten Backofen etwa 25 Minuten backen.

Quarkbrot mit Kresse und Ingwer

Für 2 Protionen:

2 große Scheiben grobes Roggenvollkornbrot
2 TL Honig
3 Stücke kandierter Ingwer
4 EL körniger Frischkäse (10 % Fett)
1 Messerspitze Senf
1 Schälchen Kresse
Kräutersalz, Pfeffer

Ingwerstücke fein hacken, mit Frischkäse, Honig und Senf verrühren. Die Brotscheiben damit bestreichen. Mit der Kresse belegen und mit je einem Hauch Kräutersalz und Pfeffer würzen.

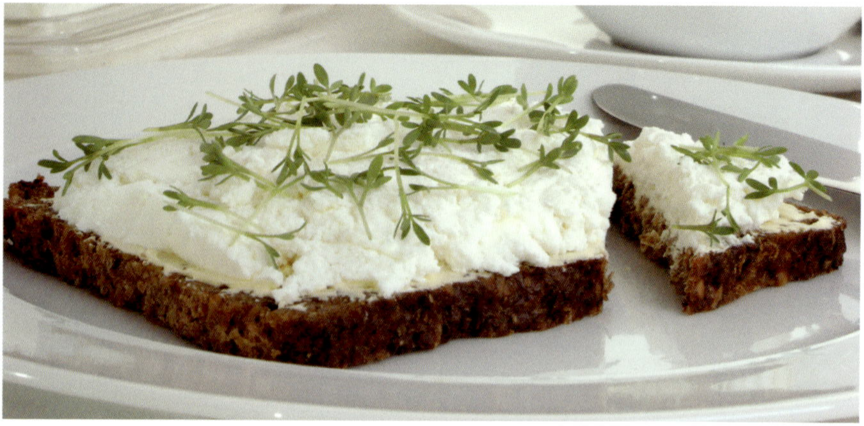

Der Lunch – Unbeschwert genießen

Scharfe Rettichsuppe

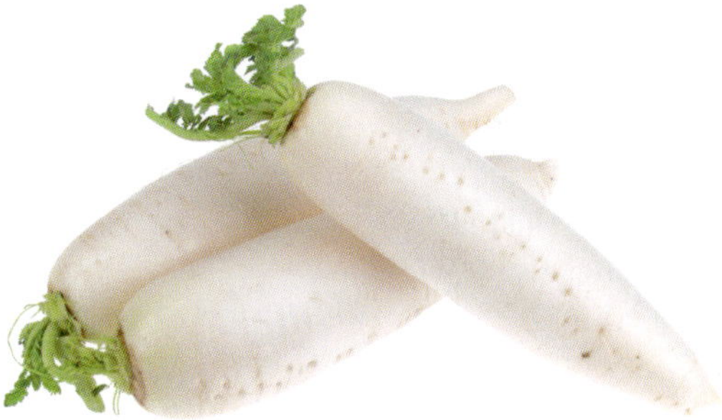

Für 4 Portionen:

500 g Rettich, geschält und in grobe Würfel geschnitten
1 EL Butter
750 ml Gemüsebrühe
½ TL gerebelter Thymian
2 EL Crème fraîche
1 Bund Schnittlauch, in Röllchen geschnitten
Salz, Pfeffer

Den Rettich in der Butter anschwitzen. Die Brühe dazugießen und alles ca. 10 Minuten kochen lassen. Die Suppe mit Thymian, Salz und Pfeffer kräftig abschmecken und mit dem Mixstab fein pürieren. Crème fraîche dazugeben und auf Teller verteilen. Die Suppe mit Schnittlauch bestreut servieren.

Gekühlte Tomatensuppe

Für 4 Portionen:

1 kg Fleischtomaten, enthäutet und entkernt
1 Zwiebel, gewürfelt
250 ml Gemüsebrühe
1 Avocado, geschält und entkernt
1 Knoblauchzehe
1 EL Olivenöl
3 EL Sahne
2 EL Zitronensaft
½ Bund Basilikum, gewaschen
Salz, Zucker, Balsamico, Pfeffer

Die Tomatenstücke mit den Zwiebelwürfeln in heißem Öl kurz anschwitzen. Mit der Gemüsebrühe ablöschen, würzen und ca. 15 Minuten köcheln lassen. Die Suppe anschließend pürieren, mit Balsamico und Gewürzen abschmecken und vollständig (etwa 3 Std. im Kühlschrank) abkühlen lassen. Die Avocado mit der Knoblauchzehe, Sahne und Zitronensaft pürieren. Die Suppe auf Tellern verteilen und mit je einem Klecks Avocadopüree und Basilikumblättchen garnieren.

Lauwarmer Gemüse-Salat

Für 4 Portionen:

300 g Brokkoli
300 g Zuckerschoten
500 g frisch geschälter Spargel
200 g Möhren
1 Kohlrabi
1 Flasche Mineralwasser
1 EL Schnittlauchröllchen
1 EL gehackte Petersilie
1 Prise Zucker, Salz, Speiseöl, weißer Pfeffer, Weißburgunder-Essig

Das Gemüse putzen bzw. schälen. Brokkoliröschen, Spargel, Zuckerschoten, Kohlrabi vierteln und wie die Möhren in dünne Scheiben schneiden. In heißem, leicht gesalzenem Mineralwasser nacheinander bissfest abkochen. Nun in einer großen Schüssel aus Speiseöl, Essig und Gewürzen eine Vinaigrette rühren. Schnittlauch und Petersilie zugeben und das Gemüse vorsichtig unterheben. Abschmecken und lauwarm servieren.

Leichter Kartoffelsalat

Für 4 Portionen:

1 kg Pellkartoffeln, gekocht, gepellt und erkaltet
4 rote Zwiebeln, geschält, halbiert, ohne Strunk und in Scheiben geschnitten
1 Salatgurke, gewaschen, halbiert, ohne Kerne, dünn aufgeschnitten
20 Radieschen, gewaschen und in dünne Scheiben geschnitten
4 EL Schnittlauchröllchen
125 g Mayonnaise
125 g fettarmer Joghurt
1 TL mittelscharfer Senf
Milch, Weißweinessig, Salz, Pfeffer

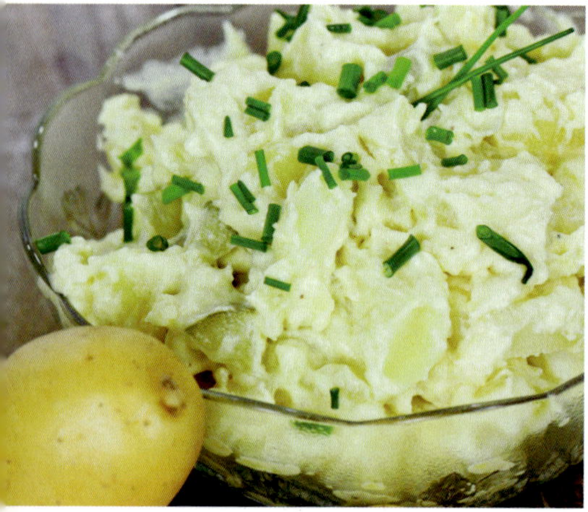

Die kalten Pellkartoffeln dünn aufschneiden und in eine große Schüssel geben, Zwiebelscheiben, Gurken, Radieschen und Schnittlauch zufügen. Mayonnaise und Joghurt in einer Rührschüssel vermengen. Mit Senf, Essig, Salz und Pfeffer abschmecken. Im Salat gut untermischen, evtl. mit Milch etwas verdünnen und mit Salz und Pfeffer abschmecken.

Grüner Gemüsesalat

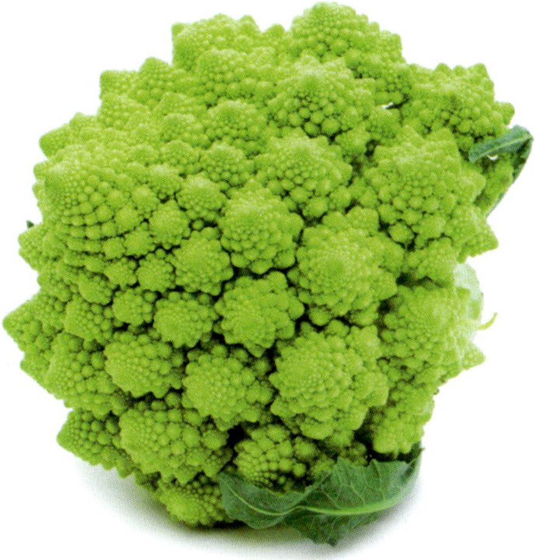

Für 4 Portionen:
1 Romanesco
100 g grüne, entsteinte Oliven in Scheiben
50 g kleine Cornichons
1 grüne Paprikaschote, entkernt und in Streifen geschnitten
3 EL Weißweinessig
4 EL Olivenöl
8 Sardellenfilets
1 EL Kapern
½ Bund Basilikum, in Streifen geschnitten
Salz, Pfeffer

Den Romanesco in Röschen teilen und in kochendem Salzwasser bissfest garen. Herausnehmen, abschrecken und abkühlen lassen. Anschließend in einer großen Schüssel mit den Oliven, den Cornichons und den Paprikastreifen mischen. Aus Weißweinessig, Salz, Pfeffer und Olivenöl eine Salatsauce rühren und zu dem Gemüse geben. Gut durchziehen lassen und den Salat auf Tellern anrichten. Die Sardellenfilets und die Kapern darüber verteilen und alles mit Basilikum bestreut servieren.

Leichter Salat

Für 4 Portionen:
500 g Kartoffeln
3 Schalotten, gepellt und in Scheiben geschnitten
1 rote Paprikaschote, entkernt und in Streifen geschnitten
3 EL Olivenöl
2 TL Senf
2 EL Zitronensaft
1 EL Rotweinessig
1 Glas süßsauer eingelegter Kürbis
½ Bund Petersilie
Salz, Pfeffer, Zucker

Die Kartoffeln mit der Schale in Salzwasser ca. 20 Minuten kochen. Anschließend pellen und in Scheiben schneiden. Die Schalotten mit den Paprikastreifen und den Kartoffelscheiben in einer großen Schüssel mischen. Aus Öl, Senf, dem Zitronensaft, Essig und den Gewürzen eine Salatsauce rühren. Den Kürbis abgießen, gut abtropfen lassen und in kleinere Würfel schneiden. Zusammen mit der Salatsauce zu der Gemüsemischung geben und vermengen. Den Salat mit Petersilie bestreut servieren.

Salmstreifen mit Wildreis

Für 4 Portionen:
2 Stangen Porree
1 EL Knoblauchöl
80 g Wildreis
400 g Salmfilet
Saft von 1 Zitrone, Salz
Salzwasser oder
Gemüsebrühe zum Garen
weißer Pfeffer, Knoblauchöl, Kräuterzweige zum Garnieren

Den Porree putzen, längs halbieren, unter fließendem Wasser gründlich waschen und in feine Streifen schneiden. Das Öl in einer Pfanne erhitzen und den Porree darin 4–5 Minuten dünsten. Den Wildreis in Salzwasser oder Gemüsebrühe ca. 20–25 Minuten bissfest garen, abgießen, abschrecken und gut abtropfen lassen. Das Salmfilet in Streifen schneiden, mit Zitronensaft beträufeln, mit Salz und Pfeffer würzen und ziehen lassen. Das restliche Knoblauchöl in einer zweiten Pfanne erhitzen, die Salmstreifen darin kurz braten, den Porree und den Reis dazugeben und kurz durchschwenken. Die Salmstreifen mit Porree und Wildreis nochmals abschmecken, mit Kräuterzweigen ausgarnieren und servieren.

Gemüse-Terrine

Für 4 Portionen:
1 Aubergine, längs in
Scheiben geschnitten
1 Zucchini, längs in
Scheiben geschnitten
3 EL Olivenöl
6 Blatt weiße Gelatine
6 rote Zwiebel, in Ringe geschnitten
1 EL Tomatenmark
1 EL Balsamico
400 ml Tomatensaft
2 rote Paprikaschoten, entkernt, gehäutet und in Viertel geschnitten
1 Bund Basilikum, gewaschen
Salz, Pfeffer

Auberginen- und Zucchinischeiben mit 1 EL Olivenöl bestreichen und goldgelb in der Pfanne braten. Die Gelatine in kaltem Wasser einweichen. Die Zwiebelringe in dem restlichen Olivenöl glasig dünsten. Tomatenmark, Balsamico und Tomatensaft zugeben und aufkochen lassen. Mit Salz und Pfeffer abschmecken und die gut ausgedrückte Gelatine darin auflösen. Nicht mehr kochen lassen. Das Gemüse abwechselnd mit der Sauce und den Basilikumblättchen in eine mit Frischhaltefolie ausgelegte Terrinenform einschichten. Die Terrine im Kühlschrank fest werden lassen und in Scheiben geschnitten anrichten und servieren.

Shrimps-Pfannkuchen mit Porree

Für 4 Portionen:

10 Eier
½ Milch
1 TL Salz
450 g Mehl
1 Stange Porree
2 rote Zwiebeln
4 Tomaten
3 – 4 EL Butter
2 EL Schnittlauchröllchen
500 g Shrimps
Salz, Pfeffer

Die Eier mit der Milch und dem Salz verschlagen, das Mehl nach und nach darüber sieben, unterrühren und zu einem glatten Teig verrühren. Den Teig mindestens 30 Minuten ruhen lassen und nach Bedarf durch ein Haarsieb streichen. Den Porree halbieren, waschen und in Ringe schneiden, die Zwiebeln schälen und fein hacken. Etwas Butter erhitzen, die Zwiebeln darin glasig schwitzen, den Porree dazugeben und mitbraten. Die Tomaten enthäuten, entkernen und grob würfeln, mit den Shrimps und den Schnittlauchröllchen zu den Zwiebeln geben, gut vermischen, erhitzen und mit Salz und Pfeffer würzen. Nacheinander jeweils ein Viertel der Mischung in eine heiße, beschichtete Pfanne geben, mit einem Viertel des Pfannkuchenteiges übergießen, von beiden Seiten braten, herausnehmen und warm stellen. Zu den Pfannkuchen ofenfrische Baguettes mit Olivenöl und Knoblauch reichen.

Minestrone mit Radnudeln

Für 4 Portionen:

150 g Radnudeln
2 Schalotten
2 Knoblauchzehen
2 Karotten
1 Stange Lauch
½ l Gemüsebrühe
2 Zucchini
2 Tomaten
150 g bissfest gegarte weiße Bohnen
1 Prise Muskat
1 Bund Petersilie
1 Zweig Thymian
einige Tropfen Olivenöl,
Salz, Pfeffer

Die Radnudeln im Salzwasser mit dem Olivenöl bissfest garen, abgießen, abschrecken, gut abtropfen lassen und bereitstellen. Die Schalotten, die Knoblauchzehen, die Karotten und den Lauch putzen und in mundgerechte Stücke oder Würfel schneiden. Die Gemüsebrühe zum Kochen bringen und das Gemüse darin 10 Minuten garen. Die Zucchini putzen und in Scheiben schneiden, mit den enthäuteten, entkernten und in Stücke geschnittenen Tomaten in die Suppe geben und fünf

Minuten ziehen lassen. Anschließend die gegarten weißen Bohnen unterheben, erhitzen und mit Salz, Pfeffer und Muskat würzen und die verlesenen, gewaschenen, fein geschnittenen Kräuter untermischen. Die Radnudeln in die Suppe geben, das Ganze nochmals erhitzen und abschmecken.

Penne arrabiata

Für 4 Portionen:
400 g Penne
Salzwasser
einige Tropfen Olivenöl
Für die Sauce:
2 – 3 EL Olivenöl
2 Zwiebeln
2 Knoblauchzehen
1 rote Paprikaschote
½ Chilischote
500 g Tomaten
½ Bund Oregano
½ Bund Basilikum
Salz, Pfeffer,
frisch gehobelter Parmesankäse
Petersilie zum Garnieren

Die Nudeln im Salzwasser mit dem Olivenöl bissfest garen. Abgießen, unter kaltem Wasser abschrecken, gut abtropfen lassen und bereitstellen. Für die Sauce das Olivenöl in einer Pfanne erhitzen. Die Zwiebeln und die Knoblauchzehen schälen, fein würfeln, ins Olivenöl geben und glasig schwitzen. Die Paprikaschote halbieren, entkernen, waschen, würfeln, mit der entkernten und fein geschnittenen Chilischote zu den Knoblauchzehen geben und kurz mitschwitzen. Die Tomaten enthäuten, klein schneiden, ebenfalls dazugeben und kurz mitschwitzen. Bei mäßiger Hitze 4-5 Minuten dünsten. Die Kräuter verlesen, waschen, klein schneiden, untermischen, das Ganze vom Feuer nehmen und im Mixer oder mit dem Pürierstab pürieren. Die Penne mit der Sauce in eine Pfanne geben, kurz durchschwenken, mit Salz und Pfeffer abrunden, dekorativ anrichten, mit frisch gehobeltem Parmesankäse bestreuen und mit Petersilie ausgarnieren.

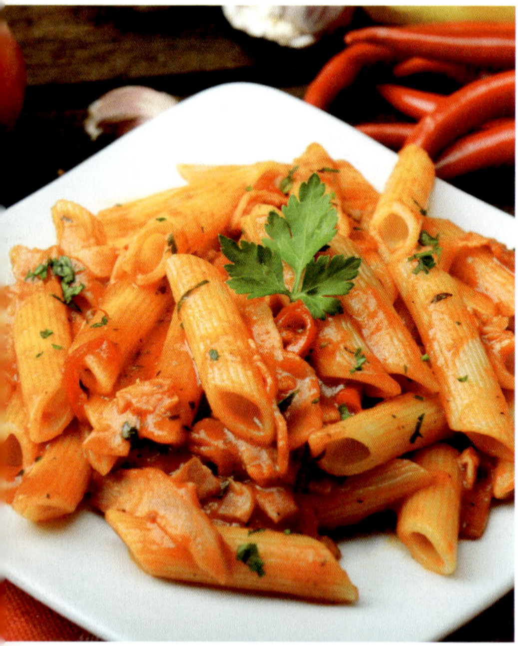

Gazpacho Andaluz – Spanische kalte Gemüsesuppe

Für 4 Portionen:

1 Salatgurke, geschält und entkernt
8 vollreife Tomaten, abgezogen und entkernt
6 Paprikaschoten, grün, gelb, rot gemischt, geviertelt und entkernt
1 dicke Zwiebel, geschält und grob geschnitten
3 Knoblauchzehen, geschält und fein gehackt
150 g frisch geriebene Weißbrotkrumen
2 EL Weinessig
4 EL Olivenöl
120 g Weißbrotwürfelchen
1 EL Butter
Salz,
weißer Pfeffer, Zucker

Gemüse waschen und putzen. Von jeder Gemüsesorte 2 gehäufte EL, fein geschnitten in Würfel, als Einlage zurückhalten. Restliches Gemüse, Brotkrumen, grob geschnittene Zwiebel und Knoblauch in eine Rührschüssel geben. Essig und Öl, etwas Salz, Pfeffer und Zucker zugeben, mit dem Mixer sehr fein pürieren und abschmecken. Gewürfelte Gemüseeinlage zugeben und gut kalt stellen. Zum Servieren in Butter gebräunte Weißbrotwürfelchen völlig abkühlen lassen und aufstreuen.

Kartoffelauflauf mit Frühlingszwiebeln

Für 4 Portionen:

750 g Kartoffeln
200 g Frühlingszwiebeln
400 g körniger Frischkäse, 20% Fett i. Tr.
150 g saure Sahne
2 Knoblauchzehen
1 TL Salz
50 g Parmesankäse
1 Messerspitze Paprika

Die Kartoffeln als Pellkartoffeln gar kochen, pellen und in kleine Würfel schneiden. Die Frühlingszwiebeln würfeln und mit Frischkäse, saurer Sahne und gepresstem Knoblauch verrühren. Die Masse mit den Kartoffelwürfeln mischen, mit Salz abschmecken und in eine gefettete Auflaufform geben, den Parmesankäse und das Paprikapulver darüberstreuen. Auf der unteren Schiene bei 170 Grad ca. 40 Minuten backen lassen.

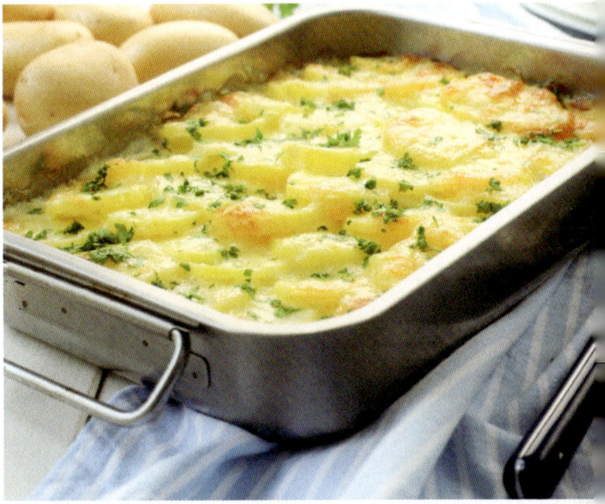

Kohlrabigratin

Für 4 Portionen:

2 Zwiebeln
1,2 kg Kohlrabi
30 g Butter
¼ l süße Sahne
200 g mittelalter Gouda
3 Eier
4 EL Schnittlauchröllchen
Salz, Pfeffer, Muskat

Die geschälten Zwiebeln fein würfeln. Den Kohlrabi schälen, halbieren und in Scheiben schneiden. Die Butter erhitzen und darin die Zwiebeln glasig dünsten. Kohlrabi und Sahne zugeben und mit Deckel 10 Minuten garen lassen. Dann die Hälfte des geriebenen Käses dazugeben und mit Salz, Pfeffer und Muskat würzen. Die Eier verquirlen und unterheben. Die Masse in eine gefettete Auflaufform füllen und mit dem restlichen geriebenen Käse überstreuen. Das Gratin im vorgeheizten Backofen bei 200 Grad etwa 30 Minuten überbacken. Mit Schnittlauchröllchen bestreut servieren.

Blumenkohlgratin

Für 4 Portionen:

1 Blumenkohl à 800 g
500 g Kartoffeln
30 g Mehl
40 g Butter
1/8 l Rinderbrühe
3/8 l Milch
250 g gekochter Schinken
150 g Gouda
Salz, Pfeffer, Muskat,
Petersilie zum Garnieren

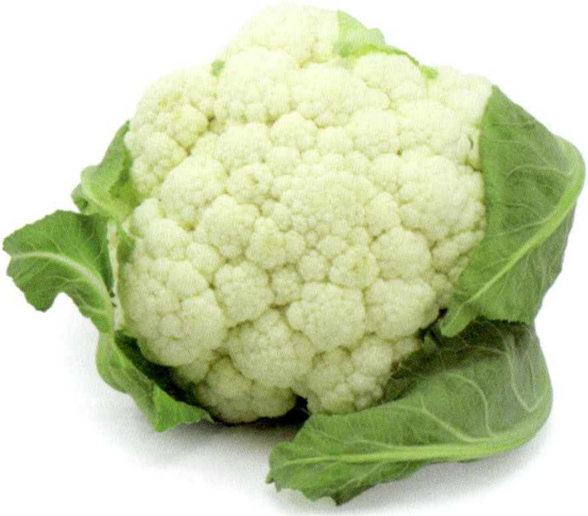

Den gewaschenen Blumenkohl in Röschen teilen, 10 Minuten in Salzwasser kochen und abtropfen lassen. Die geschälten und gewaschenen Kartoffeln in feine Scheiben schneiden und 5 Minuten in Salzwasser kochen und abtropfen lassen. Aus Butter und Mehl eine Mehlschwitze herstellen, Brühe und Milch unter Rühren dazugeben und 10 Minuten kochen lassen. Den Schinken in Streifen schneiden und den Gouda grob reiben. In eine gefettete Auflaufform die Kartoffeln, 3/4 des Schinkens und den Blumenkohl einschichten. Etwa 100 g Käse in die Sauce geben und mit Salz, Pfeffer und Muskatnuss würzen. Diese Mischung über den Auflauf geben, den restlichen Schinken und zuletzt den restlichen Käse darüber streuen. Den Auflauf im vorgeheizten Backofen bei 200 Grad 20-25 Minuten überbacken. Zum Schluss mit Petersilie garniert servieren.

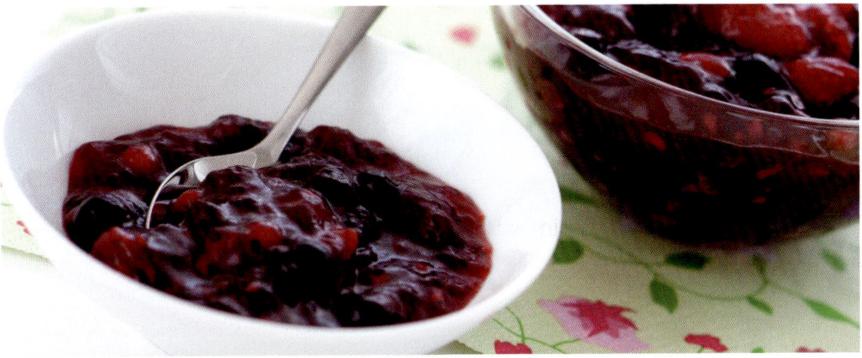

Rote Beerengrütze

Für 4 Portionen:

1 Glas Schattenmorellen ohne Stein
200 g Himbeeren
200 g Brombeeren
200 g Johannisbeeren
200 g Erdbeeren
200 g Zucker
1 Prise Zimt
Mondamin

Die Schattenmorellen mit Saft aufkochen und mit dem angerührten Mondamin gut abbinden. Den Zucker und die Beeren zugeben und unterheben – nicht mehr kochen lassen, denn nur so behalten die Beeren Farbe und Form.

Bananenquark auf Vollkornwaffeln

Für 2 Portionen:

30 g weiche Butter
1 ½ EL Honig
2 Eigelb
75 g Weizenvollkornmehl
1 Messerspitze Naturvanille
1 Messerspitze Backpulver
60 ml Buttermilch
1 kleine Banane
150 g Magerquark
abgeriebene Schale von
½ unbehandelten Zitrone

Butter, Eigelb und 1 Esslöffel Honig schaumig rühren, Zitronenschale und Naturvanille zufügen. Mehl mit Backpulver vermischen und unter Rühren hinzufügen. Buttermilch langsam einrühren, so dass ein glatter Teig entsteht. Den Teig mindestens eine halbe Stunde stehen lassen, damit er quellen kann. Banane schälen, längs halbieren und in kleine Stücke schneiden. Quark und ½ Esslöffel Honig zugeben und verrühren. Auf einem leicht gefetteten Waffeleisen aus dem Teig kleine Waffeln backen, jeweils eine Portion Bananenquark darüber geben und servieren.

Zum Dinner – Genuss ohne Reue

Hirsesüppchen

Für 2 Portionen:

80 g Hirse
500 ml Gemüsebrühe
1 kleine Lauchstange
50 ml Sahne
1 EL Schnittlauchröllchen
Salz, Pfeffer, Muskat

Hirse in der Gemüsebrühe aufkochen und 20 Minuten schwach köcheln lassen. Den Lauch putzen und in Ringe schneiden. Ebenfalls in die Brühe geben, weitere 10 Minuten garen. Danach die Hälfte der Suppe pürieren, wieder mit dem Rest vermengen. Die Sahne zugeben, noch einmal aufkochen lassen und mit Salz, Pfeffer und Muskat abschmecken. Mit Schnittlauchröllchen bestreut servieren.

Indische Gemüsesuppe

Für 2 Portionen:

½ Gemüsezwiebel
2 TL Butter
1 Stange Porree
½ Fenchelknolle
1 Möhre
400 ml Geflügel- oder Gemüsebrühe
1 EL gehackte Petersilie
1-2 TL Currypulver
60 ml Sahne
20 g kalte Butterflöckchen
Saft einer Orange
Salz
Pfeffer

Die Gemüsezwiebel schälen, fein hacken und in der erhitzten Butter glasig schwitzen. Den Porree, den Fenchel und die Möhre putzen, in mundgerechte Stücke schneiden, zur Zwiebel geben und mitschwitzen. Mit der Brühe auffüllen, das Ganze 15 Minuten köcheln lassen, anschließend die Petersilie und das Currypulver einrühren und kurz aufkochen. Die Suppe im Mixer oder mit dem Pürierstab pürieren und durch ein Haarsieb streichen. Den Orangensaft, die leicht geschlagene Sahne und die Butterflöckchen einrühren, erhitzen, mit Salz und Pfeffer abschmecken. Die Suppe in zwei Tellern dekorativ anrichten, ausgarnieren und servieren.

Kürbis-Grünkern-Suppe

Für 2 Portionen:

500 g Kürbis, geschält und gewürfelt
500 ml Gemüsebrühe
1 kleine Zimtstange
3 Nelken
2 EL grobes Grünkernschrot
50 ml Sahne
1 EL Butter
1 TL edelsüßes Paprikapulver
1 EL Kürbiskerne, leicht angeröstet
Kräutersalz, Pfeffer
einige Spritzer Tabasco

Die Kürbiswürfel zusammen mit der Zimtstange und den Nelken in der Gemüsebrühe aufsetzen. Etwa 30 Minuten garen. Grünkernschrot einstreuen und weitere 15-20 Minuten garen, bis das Kürbisfleisch sämig ist. Zimtstange und Nelken entfernen, die Suppe mit Salz, Pfeffer und Tabasco abschmecken. Anschließend mit der Sahne verfeinern. In einem kleinen Topf die Butter schmelzen und mit dem Paprikapulver verrühren. Die Suppe auf zwei Teller verteilen, je einen Löffel flüssige Paprikabutter in die Mitte geben und mit den gerösteten Kürbiskernen bestreuen.

Fenchel-Salat

Für 4 Portionen:

2 rosa Grapefruits
2 Fenchelknollen, geputzt und in Streifen geschnitten
2 rote Zwiebeln, in Ringe geschnitten
2 EL Zitronensaft
3 EL Olivenöl
1 Bund Koriandergrün, gewaschen und fein gehackt
50 g Rauke, gewaschen
Salz, Pfeffer, Zucker

Die Grapefruits so schälen, dass auch die weiße Haut mit entfernt wird. Die Filets mit einem kleinen scharfen Messer herauslösen. Den Saft dabei auffangen und bereitstellen. Die Grapefruitfilets mit den Fenchelstreifen und den Zwiebelringen mischen. Aus Zitronensaft, Salz, Pfeffer, Zucker und Olivenöl eine Salatsauce rühren. Den Koriander unterrühren und die Salatsauce mit den Salatzutaten mischen. Das Ganze ca. 10-15 Minuten durchziehen lassen. Alles zusammen auf Tellern anrichten und servieren.

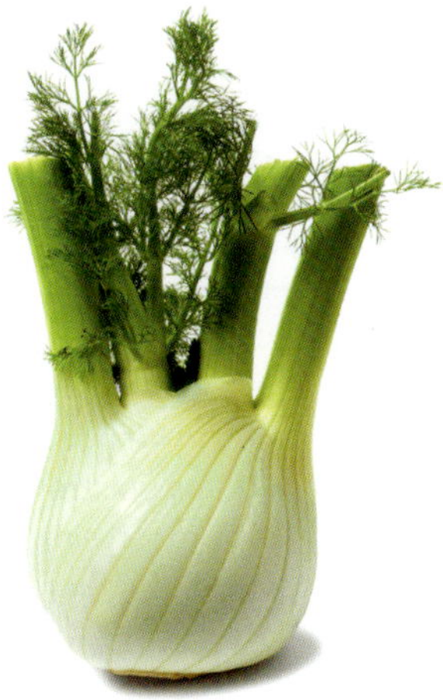

Spargelsalat mit Krabben

Für 4 Portionen:

500 g Spargel
250 g Champignons
250 g Krabbenfleisch
1 Schalotte, 1 EL Kapern, 1 TL Senf
8 EL gemischte Kräuter, gehackt
2 EL Zitronensaft, 2 EL Weinessig
4 EL Wasser, 4 EL Öl
1 Prise Zucker, Pfeffer, Salz

Den Spargel schälen, knapp (ca. 15 Minuten) in Salzwasser mit einer kleinen Prise Zucker garen und in Eiswasser abschrecken. Aus Öl, Zitronensaft, Essig und Wasser, Senf, Salz und Pfeffer eine pikante Sauce rühren. Die fein gehackten Kräuter, Kapern und Schalotten zumischen. Die frischen Champignons putzen, waschen und abtropfen lassen, gleichfalls die Krabben, und mit Zitronensaft beträufeln. Die Champignons feinblättrig schneiden. Nun alles auf einer Platte anrichten und mit der Sauce übergießen.

Wildkräutersalat mit Schafskäse

Für 4 Portionen:

600 g gemischte Wildkräuter, gewaschen und in mundgerechte Stücke gezupft
1 Bund Radieschen, geputzt und in Scheiben geschnitten
3 EL Zitronensaft
4 EL Olivenöl
100 g Schafskäse
Zucker, Salz, Pfeffer

Die Wildkräuter mit den Radieschenscheiben in einer großen Schüssel mischen. Aus Zitronensaft, Zucker, Salz, Pfeffer und Olivenöl eine Salatsauce rühren. Den Salat vorsichtig mit der Sauce mischen und anrichten. Den Schafskäse in kleine Würfel schneiden und über den Salat streuen.

Rote-Beete-Salat mit Kräutern

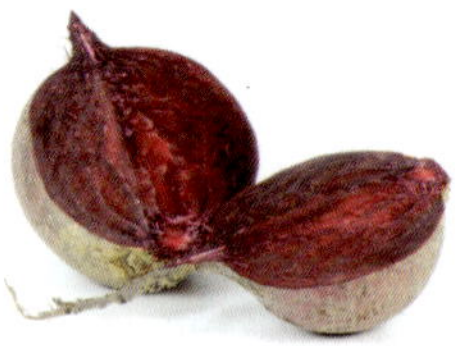

Für 4 Portionen:

600 g Rote Bete aus dem Glas
1 Zwiebel, in Würfel geschnitten
1 Knoblauchzehe, durchgepresst
½ Bund Petersilie, fein gehackt
½ TL scharfer Senf
1 Prise Zucker
4 EL Olivenöl
Pfeffer aus der Gewürzmühle

Die Rote Bete abtropfen lassen. Die Zwiebeln, Knoblauch und die Petersilie dazugeben. Den Senf mit dem Zucker, dem Pfeffer und dem Öl mit dem Schneebesen aufschlagen und über die Rote Bete geben. Alles ca. 5 Minuten ziehen lassen und servieren.

Griechischer Gemüseauflauf

Für 4 Portionen:

1 mittelgroße Aubergine, in Scheiben geschnitten
2 EL Olivenöl
2 Zucchini, in Scheiben geschnitten
200 g Kartoffeln, geschält und in Scheiben geschnitten
2 Zwiebeln, in Ringe geschnitten
250 g grüne Bohnen
125 ml Gemüsebrühe
300 g Tomaten, in Scheiben geschnitten
200 g Schafskäse
¼ Bund frischer Thymian, gewaschen
Salz
Pfeffer aus der Gewürzmühle
gerebelter Thymian
Saft einer unbehandelten Zitrone

Die Auberginenscheiben in dem Olivenöl hellbraun ausbraten. Den Backofen auf 180 °C vorheizen. Anschließend die ganzen Gemüsesorten abwechselnd in eine Auflaufform einschichten. Jede Schicht mit Salz, Pfeffer, Thymian und Zitronensaft würzen. Die Gemüsebrühe angießen und den Schafskäse über den Auflauf krümeln. Mit Alufolie abdecken und auf der mittleren Einschubleiste ca. 1 Stunde garen. 30 Minuten vor Ende der Garzeit die Alufolie entfernen und weiter garen. Den Auflauf mit Thymianblättchen bestreut servieren.

Nudelpaella mit Hähnchenbrust

Für 2 Portionen:

250 g Spaghetti
1 Zwiebel, 1 Paprikaschote
2 Wiesenchampignons
1 EL Olivenöl
4 Tomaten
2 Knoblauchzehen
1 Hähnchenbrustfilet
300 g Fischfilet
1 Prise Safran, 1/8 Rinderbrühe
Olivenöl, Salz, Pfeffer

Die Spaghetti im Salzwasser mit etwas Öl halb gar kochen, abgießen, abschrecken, gut abtropfen lassen und bereitstellen. Die Zwiebel fein schneiden, die Paprikaschote halbieren, entkernen, waschen, gut abtropfen lassen und in Stücke schneiden. Die Champignons putzen und in Scheiben schneiden. Das Olivenöl erhitzen, das Gemüse hinein geben und anschwitzen. Die Tomaten enthäuten, entkernen und würfeln, die Knoblauchzehen fein hacken. Tomaten und Knoblauch zum Gemüse geben und mitschwitzen. Die Hähnchenbrust und das Fischfilet in Stücke schneiden und unter das Gemüse heben. Mit Salz, Pfeffer und Safran kräftig würzen, die Spaghetti untermischen, die Brühe angießen und die Paella im auf 175 °C vorgeheizten Ofen 10-15 Minuten garen.

Italienische Lammkoteletts

Für 4 Portionen:

800 g Lammkoteletts
4 EL Kräuterbutter
200 g gekochter Reis
1 rote Chilischote
80 g Mozzarella, in Würfel geschnitten
100 g fein gehackt Steinpilze, in Würfel geschnitten und leicht sautiert (gebraten)
50 g Mascarpone
Salz, Pfeffer, Butter für die Form

Das Fleisch waschen und trocknen. Mit möglichst wenig Salz und Pfeffer würzen und dann in der heißen Kräuterbutter kurz anbraten. Das Fleisch sollte immer noch etwas roh sein. Eine ofenfeste Form mit Butter ausstreichen und die gebratenen Koteletts hineingeben. Den Reis mit den Chilistücken, den Pilzwürfeln, dem Mozzarella und dem Mascarpone vermengen und würzen. Auf jedes Kotelett einen Klecks geben und das Ganze im vorgeheizten Backofen auf der mittleren Einschubleiste ca. 8 Minuten bei 220 °C goldbraun backen.

Pikanter Kürbisauflauf

Für 4 Portionen:

1 großes Glas süßsauer eingelegter Kürbis
2 EL Butter
3 EL Mehl
500 ml Milch
½ Bund Thymian, gehackt
2 EL frischer Zitronensaft
4 Eier
2 TL Speisestärke
2 EL Paniermehl
kaltgepresstes Olivenöl zum Einfetten
Salz, Pfeffer aus der Gewürzmühle
Muskat

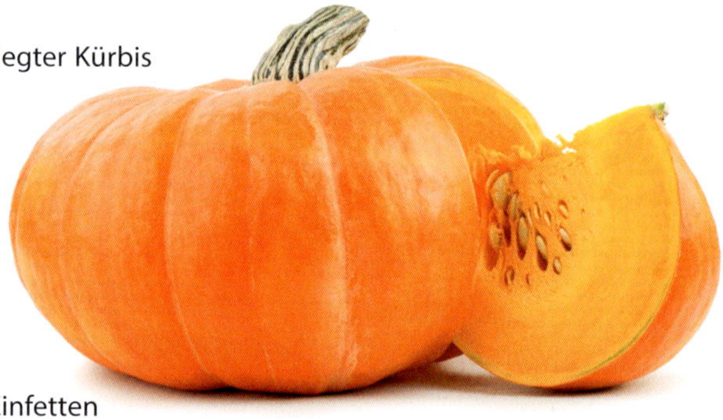

Den Kürbis auf ein Sieb geben und gut abtropfen lassen. Die Kürbisstücke in eine mit Olivenöl eingefettete Auflaufform geben. Den Backofen auf 175 °C vorheizen. Die Butter schmelzen, das Mehl einrühren und mit der Milch unter Rühren ablöschen. Die Sauce aufkochen lassen und mit Salz, Pfeffer und Muskat würzen. Die Sauce mit Thymian und Zitronensaft verfeinern und etwas abkühlen lassen. Die Eier mit der Speisestärke verquirlen und vorsichtig unter die Sauce rühren. Über die Kürbiswürfel gießen und mit Paniermehl bestreuen. Den Auflauf auf der mittleren Einschubleiste ca. 30-45 Minuten backen.

Lasagne „Frutti di Mare“

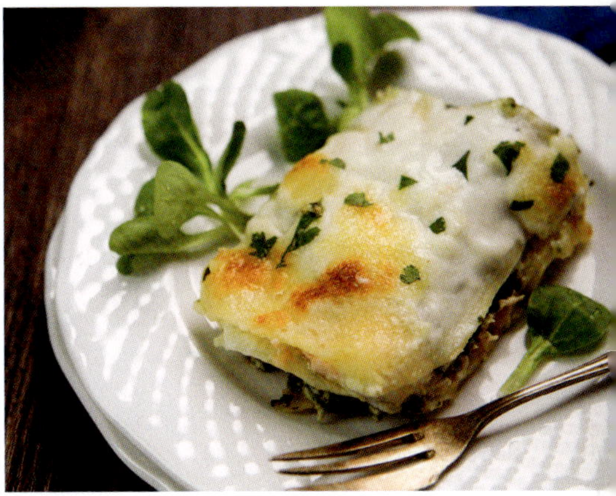

Für 4 Portionen:
500 g Shrimps oder Scampis
300 g Rotbarschfilet, in grobe Würfel geschnitten
500 ml Béchamelsauce
200 g grüne Lasagneblätter ohne Vorkochen
1 Bund Frühlingszwiebeln, in Röllchen geschnitten
1 große Packung Tomatenwürfel
80 g frisch geriebener Parmesan
Salz, Pfeffer, Zitronensaft, Knoblauch

Die Fischwürfel mit Salz und Pfeffer würzen und mit Zitronensaft beträufeln. Den Backofen auf 200 °C vorheizen. Etwas von der Béchamelsauce in eine Lasagneform geben. Die Form mit Lasagneblättern auslegen. Darauf abwechselnd Meeresfrüchte, Fischfilet, Frühlingszwiebeln, Tomatenwürfel, Béchamelsauce und wieder Lasagneblätter einschichten. Die letzte Schicht sollte aus Béchamelsauce bestehen. Die Lasagne mit dem frisch geriebenen Parmesan bestreuen und mit Alufolie zudecken. Auf der mittleren Einschubleiste ca. 30 Minuten backen. Die Folie entfernen und weitere 15 Minuten backen.

Weißer Heilbutt

Für 4 Portionen:
4 küchenfertige Heilbuttfilets à 180 g
300 ml Sahne
50 ml Fischfond
1 Gemüsezwiebel
1 Schuss Rieslingwein
Butter für die Form
Saft von 2 Zitronen
Salz
weißer Pfeffer

Die Heilbuttfilets unter fließendem Wasser abwaschen, trocken tupfen, mit Zitronensaft beträufeln und im Kühlschrank 15 Minuten ziehen lassen. Die Filets herausnehmen und mit Salz und Pfeffer würzen. Die Sahne mit dem Fischfond in einer Schüssel verrühren, die geschälte und fein gehackte oder geriebene Zwiebel unterheben, mit Rieslingwein, Salz und Zitronensaft abschmecken. Eine feuerfeste Form mit Butter ausstreichen, die Fischfilets hineinlegen, mit der Sauce übergießen und im auf 200 °C vorgeheizten Ofen etwa 10-12 Minuten garen. Mit Patna- oder Basmatireis servieren.

Französische Fischsuppe

Für 4 Portionen:

Für den Fischsud:
2 kg Fischköpfe und Gräten
1 l Wasser
½ l trockener Weißwein
2 Lorbeerblätter, 2 Nelken
1 Zwiebel
½ TL Thymian
½ TL Rosmarin
Salz aus der Gewürzmühle
weißer Pfeffer

Weitere Zutaten:
1,5 kg verschiedene Fischfilets (z. B. Seeteufel, Lachs, Knurrhahn, Meeräsche), Shrimps, Krabben
2 EL kalt gepresstes Olivenöl
1 Zwiebel, halbiert und dünn geschnitten
6 Tomaten, abgezogen, entkernt und gewürfelt
1 Porreestange (gut gewaschen) und in 1 cm große Scheiben geschnitten
6 Knoblauchzehen, geschält und fein gehackt
2 Möhren, gewaschen, abgeschabt und in dünne Streifen geschnitten
1 gute Messerspitze Safranpulver
1 Bund Schnittlauch, in Röllchen geschnitten
1 Bund Petersilie, fein gehackt
1 frischer Fenchel, gesäubert und fein geschnitten
100 g Sellerieknolle, gewaschen und in dünne Streifen geschnitten

Für die Knoblauch-Croutons:
8 Scheiben Toastbrot ohne Rinde
4 Zehen Knoblauch, fein gehackt
Butter

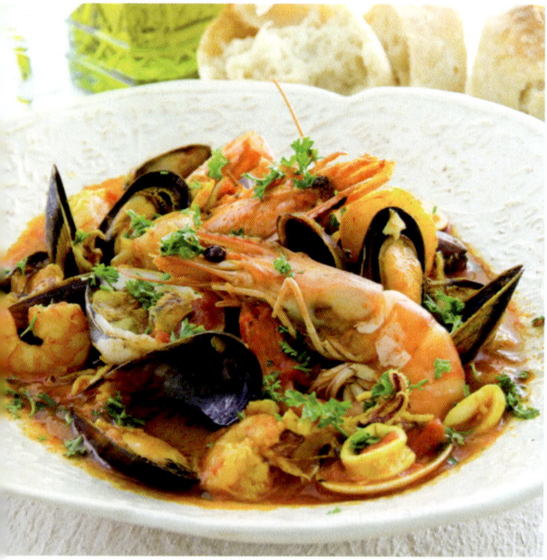

Fischsud mit den genannten Zutaten im Topf auf dem Herd zum Kochen bringen und 20 Minuten ziehen lassen. Nun durch ein feines Haarsieb in einen zweiten Topf passieren. Zwiebeln, Porree, Sellerie, Möhren und Fenchel in einem großen Topf mit Olivenöl anschwitzen. Die in grobe Stücke geschnittenen Fischfilets zugeben und alles leicht mit Salz und Pfeffer würzen. Restliche Zutaten dazugeben, mit passiertem Fischsud auffüllen und aufkochen lassen. Die Fischstücke sind sehr schnell gegart. Butter und Knoblauch in die Pfanne geben, Toastbrot in kleinen Stückchen zufügen und goldgelb rösten. Fischsuppe mit den Croutons servieren.

Kalbsleber mit Basilikum und Tomaten

Für 4 Portionen:

600 g frische Kalbsleber
2 Tomaten
1 ½ Bund Basilikum
Salz, Pfeffer
Pflanzenfett zum Braten
50 g Butter

Die küchenfertige Kalbsleber enthäuten, waschen, gut abtropfen lassen und in dünne, etwa 4x4 cm große Scheiben schneiden. Die Tomaten enthäuten, entkernen und in 1 cm große Stücke schneiden. Das Basilikum verlesen, waschen und gut abtropfen lassen, die Blättchen abpflücken und in grobe Streifen schneiden. Die Leber würzen und mit Mehl bestäuben. Das Pflanzenfett in einer Pfanne erhitzen und die Leber darin unter ständigem Rühren anbraten. Die Butter dazugeben, schmelzen lassen, die Tomatenwürfel und das Basilikum unterheben und durchschwenken.

Gemüse-Kartoffelpuffer

Für 4 Portionen:

200 g Kartoffeln
200 g feine Würfel von
  Porree, Möhren, Sellerie
1 Zwiebel
2 Eigelb
Butter, Mehl, Muskat, Salz

Die Kartoffeln kochen, gut abdämpfen und trocknen lassen. Die Gemüsewürfel in der Pfanne mit der Zwiebel kurz in wenig Butter anschwitzen. Dann die Kartoffeln warm durchpressen wie für ein Püree. Das Gemüse zugeben und mit Eigelb gut unterarbeiten. Mit Salz und Muskat würzen. Nun auf einem Küchenblech aus der Gemüse-Kartoffelmasse eine Rolle mit 3 cm Durchmesser formen und erkalten lassen. Die Masse klebt nicht, wenn man auf das Küchenblech etwas Mehl aufträgt. In kaltem Zustand aus der Rolle gleichmäßige, ca. 2 cm dicke, Stücke schneiden und in der Pfanne in Butter leicht anbräunen lassen.

Schellfisch auf Paprika-Sellerie-Gemüse

Für 4 Portionen:

850 g Paprika (rot, gelb, grün)
450 g Staudensellerie
1 Bund Dill
60 g Butter
2 EL Weißwein
4 Schellfischfilets à 150 g
1 EL Zitronensaft
Salz, Pfeffer aus der Gewürzmühle

Die entkernten Paprika waschen und in Streifen schneiden. Den Sellerie putzen, waschen und in Scheiben schneiden. Den Dill fein hacken. Das Gemüse in der Hälfte der Butter andünsten, mit dem Wein ablöschen und weitere 5 Minuten garen. Salzen, pfeffern und die Hälfte des Dills dazugeben. Die Schellfischfilets mit Zitronensaft beträufeln und zurückhaltend salzen. Zwei Filets in eine gefettete feuerfeste Form legen, das Gemüse darüber verteilen und die anderen Filets darüber legen. Den restlichen Dill über die Fischfilets streuen und die übrigen Butterflöckchen darauf setzen. Den Fisch im vorgeheizten Backofen bei 200 Grad etwa 20 Minuten garen.

Dreifrucht aus dem Garten

Für 4 Portionen:

1 kg Äpfel
1 kg Birnen
1 kg Pflaumen
450 g Zucker, je nach Reifegrad der Früchte

Die Äpfel und Birnen schälen, vierteln, entkernen und in Scheiben schneiden, die Pflaumen halbieren und entkernen. Nun die Früchte mit Zucker in einem Topf mit 1/8 1 Wasser auf dem Herd kurz ankochen lassen. Ausgekühlt eignet sich dieses Kompott als Beilage zu Schweinebraten, als Dessert und es kann auch gut eingefrostet werden.

Porree-Champignon-Gratin

Für 4 Portionen:

500 g Porree
250 g Champignons
1 EL Öl
1 EL Mehl
1/8 l Rinderbrühe
100 g Crème fraîche
100 g Parmesan
Salz, Pfeffer, Muskat

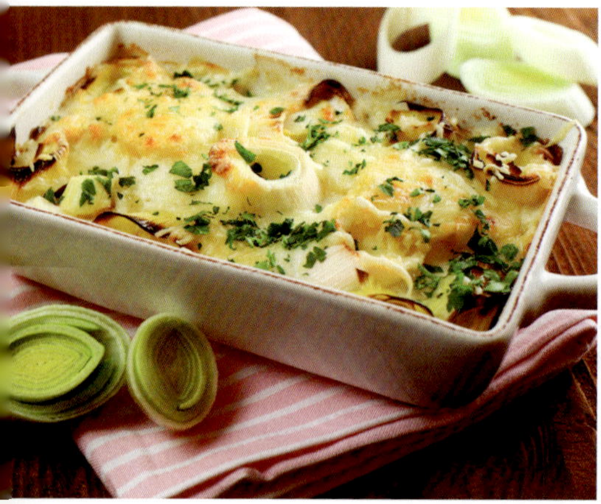

Champignons und Porree putzen und waschen, Pilze in Scheiben und Porree in Ringe schneiden. Das Gemüse in heißem Fett andünsten. Mit Mehl kurz anschwitzen und Brühe und Crème fraîche dazugeben. Ohne Deckel etwa 5 Minuten kochen lassen und mit Salz, Pfeffer und Muskatnuss würzen. Das Gemüse in eine feuerfeste Form geben, mit dem geriebenen Parmesankäse überstreuen und im vorgeheizten Backofen bei 200 Grad 10-15 Minuten überbacken.

Zimtapfelsalat mit Datteln

Für 2 Portionen:

2 mürbe Äpfel
1 TL Butter
6 frische Datteln, entkernt und in Würfel geschnitten
1 EL Obstdicksaft
½ TL Zimt
½ EL Pinienkerne
½ EL Mandeln, grob gehackt
150 g milder Joghurt

Die Äpfel schälen und vierteln. Die Kerngehäuse entfernen und die Äpfel in Stücke schneiden. In einem Topf die Butter schmelzen, Äpfel kurz darin anbraten, Obstdicksaft und Zimt einrühren. Pinienkerne und Mandeln in einer heißen Pfanne ohne Fett anrösten. Mit den gehackten Datteln mischen. Den Joghurt auf zwei Teller verteilen, je eine Portion Zimtäpfel dazugeben. Mit der Dattel-Nuss-Mischung bestreut servieren.

Orangensorbet in der Schale

Für 4 Portionen:

75 g Zucker
2 EL Zitronensaft
7 Orangen
Zitronenmelisse zum Garnieren

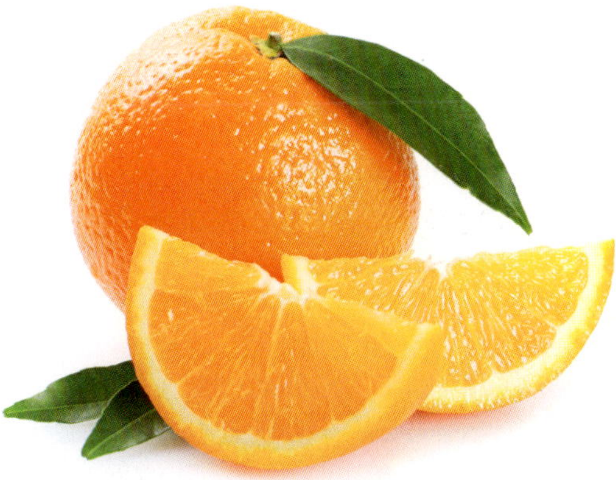

Den Zucker mit 1 EL Zitronensaft und 60 ml Wasser zum Kochen bringen. Ca. 2-3 Minuten köcheln lassen, bis der Sirup klar wird, und anschließend abkühlen lassen. Von 4 Orangen einen Deckel oben abschneiden und das Fruchtfleisch herauslösen. Die Orangenschalen und die Deckel bis zum weiteren Gebrauch in den Gefrierschrank stellen. Von den restlichen Orangen die Schale abreiben und zu dem Sirup geben. Die Orangen und das ausgelöste Fruchtfleisch auspressen. Den Saft durchsieben und mit dem restlichen Zitronensaft und dem Sirup mischen. Alles für ca. 8 Stunden in den Gefrierschrank stellen. Dabei zwischendurch immer wieder mit einer Gabel oder dem Rührbesen kräftig durchrühren. Das Sorbet in die Orangenschalen füllen, den Deckel obenauf legen und mit Zitronenmelisse garniert servieren.

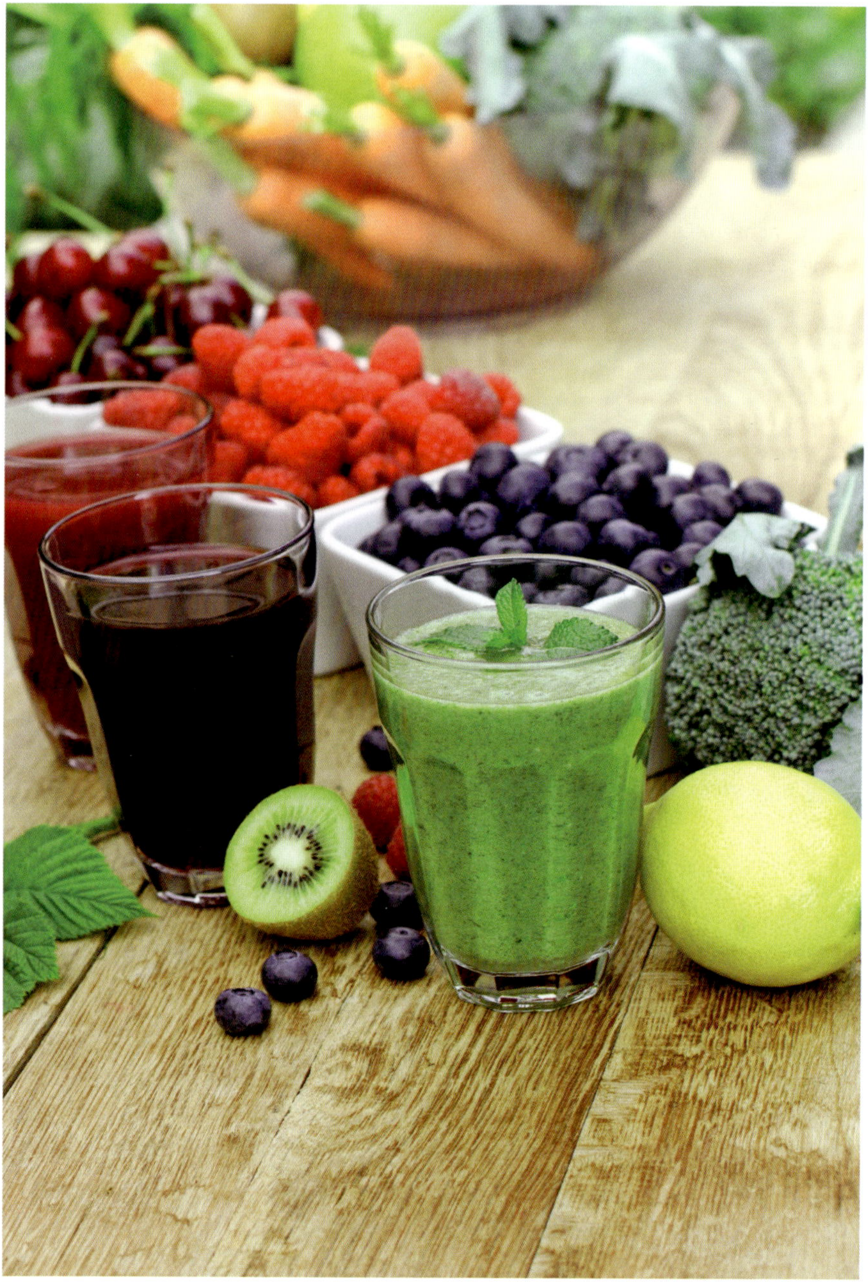

Powerdrinks – Schnell gemacht und lecker

Bitte beachten: Drinks können entweder in einem Getränke-Mixer (Blender) mit Schneidemesser oder in einem hohen Gefäß mit Hilfe eines Pürierstabs zubereitet werden.

Hollerpunsch gegen Erkältung

Für 2 Portionen:

200 ml Holunderbeersaft
200 ml Holunderblütentee
50 ml Zitronensaft
1 Esslöffel Honig

Holunderblütentee in einem Topf zubereiten. Sobald er genug gezogen hat, Holunderbeer- und Zitronensaft sowie den Honig zugeben und unter Rühren erhitzen. Sobald die Mischung heiß ist, in zwei hitzebeständige Gläser abfüllen. Vor dem Schlafengehen heiß getrunken, hilft dieses Getränk bei der Bekämpfung von Erkältungen.

Mango-Buttermilch

Für 2 Portionen:

½ reife Mango
300 ml Buttermilch

Das Fruchtfleisch der Mango grob zerkleinern und mit dem Pürierstab oder im Mixer pürieren. Mangopüree auf zwei große, hohe Gläser verteilen. Die Buttermilch schaumig schütteln und die Gläser damit auffüllen. Mit Strohhalmen und langen Eislöffeln servieren.

Apfel-Hafer-Milch

Für 2 Portionen:

100 ml naturtrüber Apfelsaft
300 ml Milch, 1 EL Haferkleie
1 EL Honig, 1 Messerspitze Zimt
2 Apfelspalten

Zutaten gut durchmixen, einige Minuten quellen lassen und noch einmal mixen. Die Apfel-Hafer-Milch in zwei hohe Gläser gießen. Gläser mit den Apfelspalten dekorieren.

Avocado-Sellerie-Drink

Für 2 Portionen

1 reife Avocado
150 ml Selleriesaft
150 ml Joghurt
2 TL gehacktes Koriandergrün
2 schmale Selleriestangen
Kräutersalz, Pfeffer

Sellerie waschen und putzen. Avocado halbieren und das Fruchtfleisch mit einem Esslöffel aus der Schale lösen. Avocadostücke unter Zugabe des Selleriesaftes pürieren. Alle anderen Zutaten zugeben, gut durchmixen. Abschmecken, noch einmal mixen und in zwei Gläser füllen. Mit etwas Pfeffer bestäuben und die Selleriestangen in die Gläser stellen.

Morgenhimmel

200 ml Orangensaft
200 ml Grapefruitsaft
100 ml Johannisbeersaft
2 ganze Grapefruitscheiben

Die Säfte nacheinander in zwei hohe Gläser abfüllen. Die Ränder mit zwei Grapefruitscheiben dekorieren.

Bananenmilch

Für 2 Portionen:

1 – 2 reife Bananen
300 ml Milch
1 Messerspitze Bourbon-Vanille

Bananen mit Schale halbieren. Zwei Bananenscheiben mit Schale abschneiden, den Rest schälen und grob zerkleinern. Unter Zugabe von etwas Milch pürieren, dann restliche Milch und Vanillemark zugeben, gut durchmixen. Die Bananenmilch in zwei Gläser abfüllen. Den Rand der Gläser mit je einer Bananenscheibe dekorieren.

Feigen-Orangen-Shake

2 frische Feigen
300 ml Orangensaft (frisch gepresst)
1 unbehandelte Orange (Schale)

Schale der unbehandelten Orange in Spiralen abschneiden. Orange in Hälften schneiden und zum Pressen des Orangensaftes weiterverwenden. Feigen unter Zugabe von etwas Orangensaft pürieren. Restlichen Saft zugeben und noch einmal durchmixen. Den Shake in 2 Gläser abfüllen. Glasränder mit Orangenspiralen dekorieren.